reinhardt

AF627485

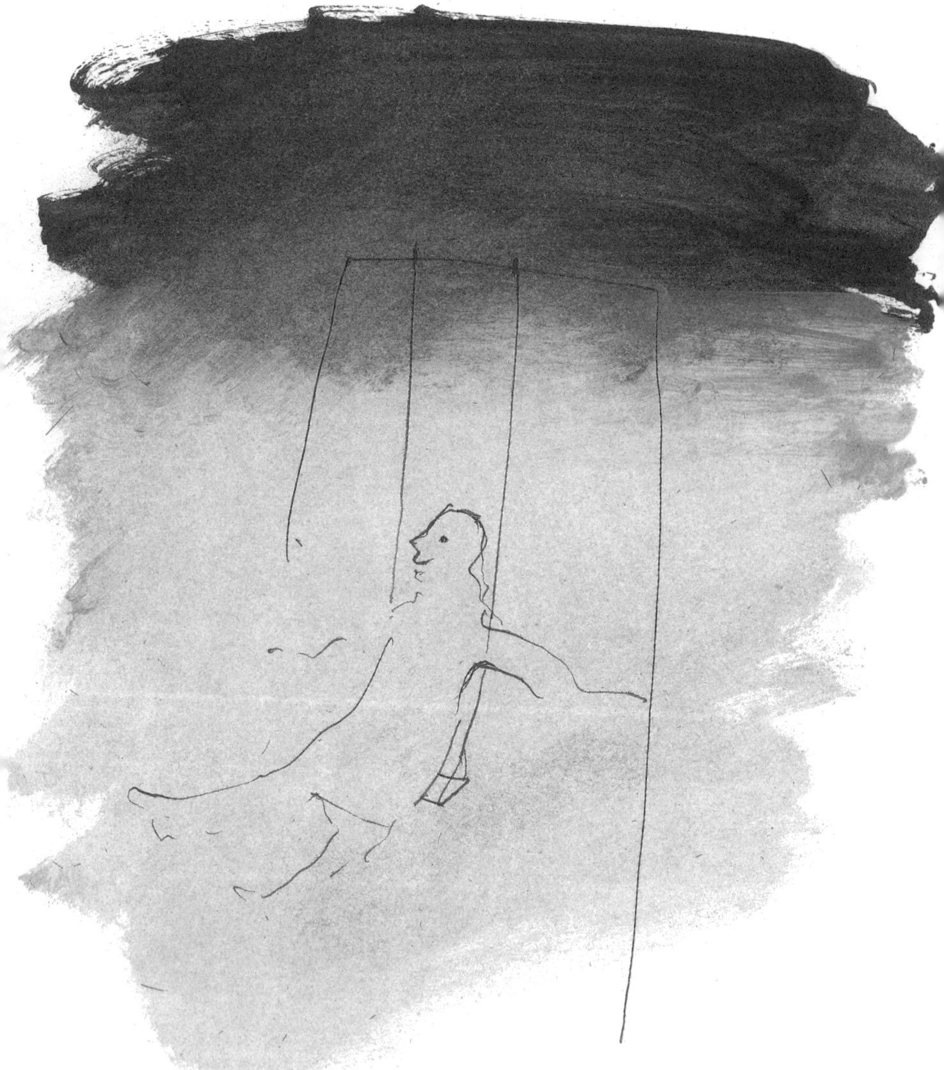

Doris Reckewell, Andrea Jandt

Bis ich unterm Himmel hänge

Eine Ermutigung für Angehörige von Menschen mit Demenz

2., durchgesehene Auflage

Mit 10 Zeichnungen von Lilot Hegi

Ernst Reinhardt Verlag München

Doris Reckewell, Freiburg i. Br., Studium der Volkswirtschaftslehre, erst Journalistin, dann freie Autorin (Theater, Lyrik), hat ihre an Demenz erkrankte Mutter betreut.

Andrea Jandt, Krankenschwester, Diplom-Erziehungswissenschaftlerin (Erwachsenenbildung), Management von Gesundheits- und Sozialeinrichtungen (M. A.), leitet ein Pflegeheim und vier stationäre Wohngruppen für Menschen mit Demenz in Freiburg i. Br.

Bibliografische Information der Deutschen Nationalbibliothek

Die Deutsche Nationalbibliothek verzeichnet diese Publikation in der Deutschen Nationalbibliografie; detaillierte bibliografische Daten sind im Internet über <http://dnb.d-nb.de> abrufbar.

ISBN 978-3-497-02906-8 (Print)
ISBN 978-3-497-61240-6 (PDF-E-Book)
ISBN 978-3-497-61241-3 (EPUB)

© 2019 by Ernst Reinhardt, GmbH & Co KG, Verlag, München

Dieses Werk, einschließlich aller seiner Teile, ist urheberrechtlich geschützt. Jede Verwertung außerhalb der engen Grenzen des Urheberrechtsgesetzes ist ohne schriftliche Zustimmung der Ernst Reinhardt GmbH & Co KG, München, unzulässig und strafbar. Das gilt insbesondere für Vervielfältigungen, Übersetzungen in andere Sprachen, Mikroverfilmungen und für die Einspeicherung und Verarbeitung in elektronischen Systemen.

Printed in EU
Covermotiv: Lilot Hegi, Böckten (Schweiz)
Satz: Rist Satz & Druck, Ilmmünster

Ernst Reinhardt Verlag, Kemnatenstr. 46, D-80639 München
Net: www.reinhardt-verlag.de E-Mail: info@reinhardt-verlag.de

Inhalt

Einleitung

Wenn ich an die Zeit zurückdenke, in der meine Mutter nach und nach in die Demenz hinüberglitt, erinnere ich mich zuerst an meine Ängste, die sich zu Angstzuständen und Panikattacken auswuchsen und mir viele schlaflose Nächte und von innerer Verzweiflung geprägte Tage bescherten. Und ich erinnere mich auch an mein schlechtes Gewissen darüber, dass mir meine eigenen Gefühle oft näher standen als die meiner Mutter, die doch offensichtlich Furchtbares durchmachte und wahrscheinlich noch viel mehr litt als ich. Aber ich wollte nichts mit diesem Furchtbaren zu tun haben, und so reagierte ich aus meiner Hilflosigkeit heraus oft mit unterdrückter Wut auf sie. Praktisch aus dem Nichts und für sie völlig unverständlich wurde ich aggressiv, schrie sie auch einige Male an – und konnte auf dem Heimweg von den Besuchen bei ihr dann nur mühsam die Tränen unterdrücken, Tränen der Scham, der Abwehr, der Ohnmacht, der Verzweiflung. Meine Welt geriet aus den Fugen, aber das sollte niemand bemerken. Nach außen hin spulte sich der Alltag ab wie immer, innen versuchte ich, mein Gefühlschaos unter Kontrolle zu halten.

Es war ein Glück, dass mein Hausarzt mich gut kannte und mir half, bevor mir der Eisenring, der sich um meinen Brustkorb gelegt hatte und sich immer enger zusammenzog, die Luft abschnürte. Er vermittelte mir eine Gesprächstherapie, und die Therapeutin benutzte ein zwar einfaches, aber mir sich sehr einprägendes Bild, das mir half, den entscheidenden Schritt weg von der peinigenden passiven Haltung gegenüber der Alzheimererkrankung meiner Mutter hin zum mitfühlenden Umgang mit ihr zu machen. Ich solle mir ein Gefäß vorstellen, sagte sie, in dem sich alle nicht bewältigten Gefühle befinden: Leid, das keinen Trost erfährt, Liebe, die keine Erwiderung findet, Angst, auch Trauer, die nicht durch positives Erleben wieder abgebaut wird. Im besten Fall lebt man sein Leben, das Gefäß füllt sich, mal mehr, mal weniger, und leert sich auch wieder.

Gerät man allerdings in eine Krisensituation, kann es passieren, dass dieses Gefäß immer voller wird, Angst wird auf Leid auf Verzweiflung auf Trauer gepackt. Der Körper sendet zwar Warnsignale aus wie z. B. Schlaflosigkeit, Antriebslosigkeit, tagtägliche Müdigkeit, Angstzustände, Panikattacken. Die Signale werden auch immer dringlicher, je höher der Pegel im Gefäß steigt, aber oft werden sie nicht wahrgenommen, gehen unter im Alltagsstress. Bis eines Tages der berühmte Tropfen das Gefäß zum Überlaufen bringt, und das kann dann durchaus eine Depression werden oder der Beginn einer schweren körperlichen Krankheit.

So weit war es bei mir noch nicht, aber ich musste versuchen, „mein Gefäß" zu leeren. Also schaute ich hinein, versuchte, meine Gefühle auseinander zu dividieren und mich ihnen zu stellen. Ich lernte, sie anzunehmen und sie gewähren zu lassen. Indem ich sie nicht mehr wegdrückte, verloren sie ihre Gewalt über mich. Als Erstes verschwand die unkontrollierbare Aggressivität, dann das schlechte Gewissen und schließlich die Abwehr. Leben, das war die Quintessenz der Gespräche, bedeutet, die Widrigkeiten und die Widersprüche auszuhalten. Nicht sie zu leugnen, nicht sie zu ignorieren, nicht sie ausgleichen zu wollen, sondern sie anzunehmen und auszuhalten. Für den Umgang mit der Demenz meiner Mutter bedeutet dies, unser früheres Mutter-Tochter-Verhältnis ad acta zu legen, es zwar zu betrauern, aber ihm nicht nachzutrauern, sondern zu lernen, sich ganz auf die Gegenwart und auf die Welt meiner Mutter einzulassen.

Während ich neuen Halt suchte und fand, verlor ihn meine Mutter mehr und mehr. Da sie zu der Generation gehört, die nie gelernt hat, über ihre Gefühle zu sprechen, war es schon immer schwer, ihr etwas über ihr Innenleben zu entlocken. Und nun kam noch die Alzheimerkrankheit dazu, die, von außen gesehen, einen immer dichteren Kokon um sie legte. Ich glaube, dass das der eigentliche Schock für uns Angehörige ist: Der Verlust des Partners, obwohl er noch bei uns ist. Was bedeutet: Der Verlust des intellektuellen und emotionalen Austausches. Der Verlust der Projektionsfläche für die eigene Identität im anderen Menschen. Der Verlust der erfüllten oder abgewiesenen Erwartungen. Der Verlust der gemeinsam erlebten Zweisamkeit und deren Geschichte. Der Verlust des Familiengefüges, in dem die Rollen auf vertraute Weise verteilt sind.

All diese Verluste verkraften müssen und dann zu akzeptieren, dass nun eine lange Zeit des Abschieds folgt, in der sich unser dementer Angehöriger nicht nur immer mehr in sich selbst zurückzieht, sondern sich auch, was seine körperlichen Fähigkeiten betrifft, zu einem Kleinkind zurückentwickelt, das erscheint uns, wenn es vor uns liegt, wie die Besteigung des Mount Everest. Und das ist es am Anfang auch: Schwerstarbeit. Aber je besser es gelingt, die Vergangenheit hinter sich zu lassen und sich nur noch der Gegenwart, dem gelebten Augenblick zu überlassen, desto niedriger wird der Berg, den wir besteigen müssen.

Mit diesem Buch, mit der Darstellung unseres Erlebens und unserer praxisorientierten Erfahrungen, möchten wir – Andrea Jandt, Leiterin eines Pflegeheimes, und ich, Schriftstellerin und Tochter einer dementen Mutter – Ihnen als Angehörige helfen, die Ängste, die die Diagnose Demenz bei Ihnen auslöst, besser zu verkraften und zu verarbeiten. Wir möchten dazu beitragen, die

Zeit der Schockstarre und des Gefühlschaos zu verkürzen, möchten Mut machen, das „Leben im Augenblick" der Betroffenen zu teilen und die alltäglichen kleinen und großen Krisen durchzustehen, egal ob ruhig und besonnen oder (laut oder leise) schimpfend. Wir möchten das Ohr schärfen und das Herz öffnen für die poetischen oder humorvollen Überraschungen, die jeder erlebt, der mit dementen Menschen umgeht.

Und vor allem möchten wir Sie unterstützen, sich über Ihre Gefühle klar zu werden, Ihre Grenzen zu erkennen und eine Lebenssituation zu finden, die diese Grenzen berücksichtigt. Dementen Menschen geht im Zuge der Krankheit die Sprache als Kommunikationsmittel nach und nach verloren. Daher orientieren sie sich zunehmend am Gefühlszustand ihres Gegenübers: Ist die Person nervös? Nicht gut aufgelegt? Mit ihren Gedanken nicht bei der Sache? Unleidlich? Oder ist sie in ausgeglichener Verfassung? Lässt sie sich auf die Situation ein? Zwingt sie den dementen Menschen nicht, sich nach den Regeln der Normalität zu richten, sondern akzeptiert die unlogischen, aus der jeweiligen Situation entstandenen?

Es ist nicht schlimm, wenn man mal in der einen, mal in der anderen Verfassung ist. Wichtig ist zu wissen und danach zu handeln, dass demente Menschen den Gefühlszustand der sie Betreuenden widerspiegeln: Permanente Überforderung beschwört sich zuspitzende Krisen herauf, ruhige Ausgeglichenheit und fürsorglich bestimmtes Handeln hingegen bedeuten Sicherheit und Geborgenheit für sie.

Zwei Hinweise:

1| Die faktischen, medizinischen und wissenschaftlichen Aspekte der Demenz streifen wir nur am Rande. Sie sind in vielen Ratgebern, im Internet, als DVD usw. eingehend und genau beschrieben worden. Eine kleine Auswahl von unserer Meinung nach empfehlenswerten Büchern und anderen Informationsquellen haben wir am Schluss zusammengestellt.

2| Das Wort „Angehöriger“ wird in diesem Text sehr häufig vorkommen. Wir verzichten darauf, die weibliche und männliche Form zu differenzieren und nehmen die männliche als Gesamtbegriff für Partner, Eltern, sonstige Verwandte und Freunde.

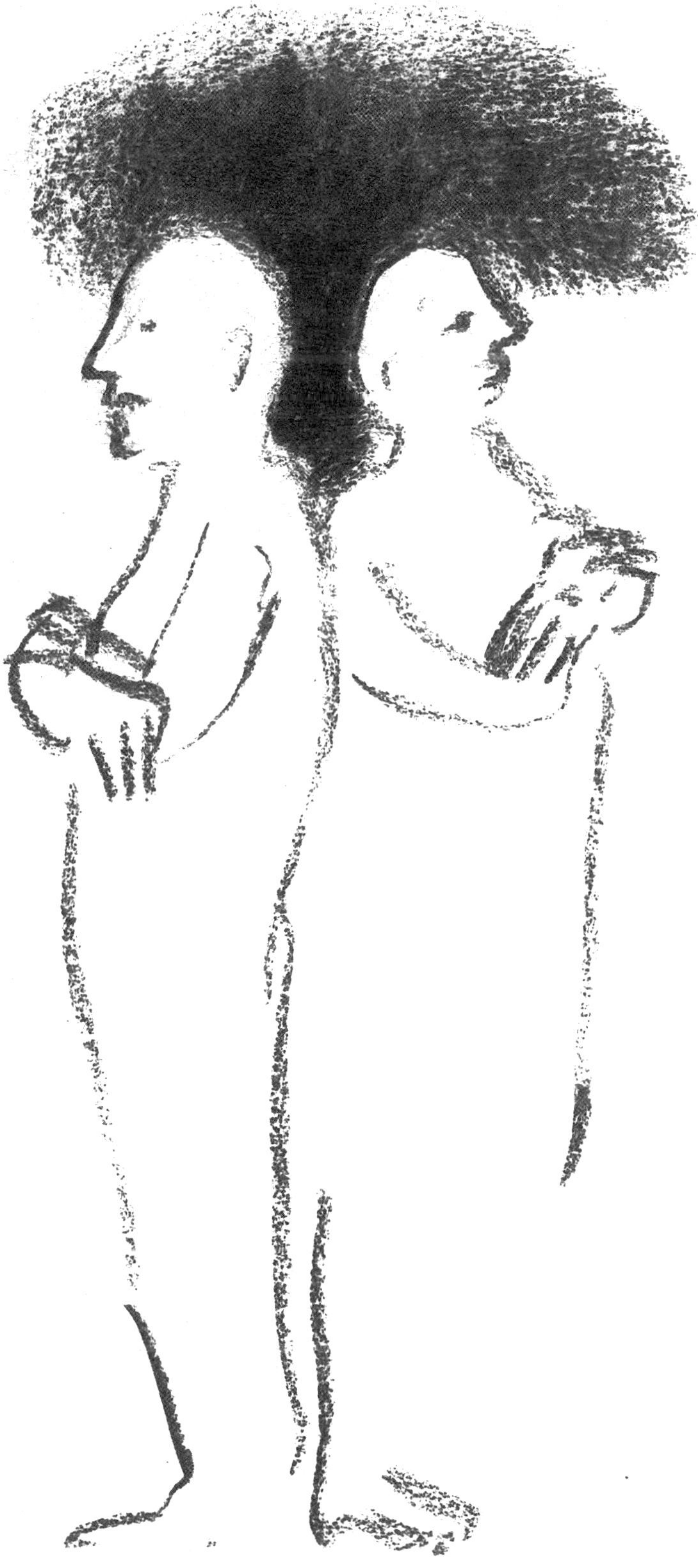

Wie es anfängt

Eines Tages zeigte mir meine Mutter ihren alten Badewannenvorleger und behauptete, Ameisen hätten ihn angeknabbert. Ameisen im ersten Stock eines Neubaus? Ich riet ihr, Insektenspray zu kaufen.

Einige Wochen später zog sie ein altes Stück Saumband aus ihrem Nähkästchen zum Beweis, dass die Ameisen nun schon überall in der Wohnung ihr Unwesen trieben. Auf meinen Einwand hin, dass auch dieses Saumband genau wie der Badewannenvorleger abgenutzt und daher ausgefranst sei, holte sie eine Plastikdose aus der Küche und hielt sie mir triumphierend unter die Nase. Ich solle nur genau hinsehen, sie habe, weil sie ja schon mit meinen Widerworten gerechnet habe, die Ameisen gesammelt. Doch statt toter Ameisen klebten Krümel an meinem befeuchteten Finger. Ich riet ihr, mal zum Augenarzt zu gehen. Ihren zutiefst verunsicherten Blick in die Dose, bevor sie sie wieder zuschraubte, registrierte ich zwar, ignorierte ihn aber geflissentlich.

Auf dem Heimweg bekam ich plötzlich Atemnot. Gerade war mir durch den Kopf gegangen, dass ich diesen Weg nun öfters würde gehen müssen, jetzt war sie gekommen, die Zeit, in der ich mich intensiver um meine Mutter kümmern musste. Aber damit hatte ich schließlich gerechnet, warum also diese heftige Reaktion?

Ich vergaß die Ameisen. Wochen vergingen. Dann erzählte mir meine Mutter am Telefon, dass sie einen Kammerjäger bestellt habe, sie könne das Ungeziefer nicht mehr ertragen. Ich war entsetzt und sagte ihr, dass sie sich lächerlich machen würde, wenn der Kammerjäger statt des Ungeziefers nur Krümel finden würde.

Am anderen Ende der Leitung trat Stille ein. Dann hörte ich einen erstickten Schluchzer, dann war die Verbindung unterbrochen. Ich biss mir auf die Lippen. Was mischte ich mich auch ein? Wenn sie mir nicht glaubt, würde sie dem Kammerjäger glauben, dann wäre das Problem endlich erledigt.

Dachte ich. Aber als ich sie ein paar Tage später besuchte, streckte sie mir statt ihrer Hand einen Stiefel entgegen und zeigte auf die abgenutzte Gummisohle. „Ich bin nicht so blöd, wie du immer denkst. Hier schau sie dir an, alles weggefressen. Und komm mir nicht mit meinen Augen, die sind hervorragend für mein Alter, hat der Arzt gesagt."

Wenn ich jetzt nicht aufpasste, würde das ein heiterer Nachmittag werden. Also lieber nicht nach dem Kammerjäger fragen. Ich atmete tief ein und aus und konnte den aufsteigenden Seufzer gerade noch in ein Husten umfunktionieren. Besorgt fragte sie mich, ob ich eine Erkältung bekäme und bot mir einen Tee an. Ich verneinte lächelnd. Gut, dass wir uns wieder auf neutralem Boden bewegten.

Und wieder vergingen Wochen. An ihrem Geburtstag veranstaltete sie einen Kaffee, zu dem sie ihre beiden ältesten Freundinnen und mich eingeladen hatte. Die drei Damen schwelgten in Erinnerungen an gemeinsam verbrachte Stunden, und im Sommer solle doch nun endlich die schon lang geplante gemeinsame Schiffsreise auf dem Rhein steigen. Da sagte meine Mutter: „Diese Reise hat mir meine Tochter verboten." Ich sah sie wie vom Donner gerührt an. Meinte sie mich, oder sprach sie von meiner im Ausland lebenden Schwester? Ich wusste überhaupt nichts von der Reise. „Doch, du hast es mir verboten, diese Reise anzutreten." Und zu ihren Freundinnen: „So geht sie mit mir um. Erst verbietet sie mir die Reise, und dann behauptet sie das Gegenteil. Ich lüge doch nicht!"

Auf dem Weg nach Haus steigerten sich meine Verletztheit und meine Wut mit jedem Schritt. Sie log und behauptete das von mir! Und das auch noch vor anderen Leuten! Was für ein empörendes Verhalten! Ich war außer mir.

Wie zeigt sich eine beginnende Demenz?

Eine beginnende Demenz zeigt sich auf vielfältige Weise. Wenn sich Ihr Angehöriger nicht mehr auf vertraute Weise verhält, dann gilt es hinzuschauen. Zum Beispiel macht er plötzlich Dinge, die er vorher immer verschmäht hat, und vernachlässigt geliebte Tätigkeiten. Statt konkret auf Ihre Fragen zu antworten, speist er Sie mit kreativen Ausreden und ungewöhnlichen Erklärungen ab. Termine werden nicht mehr eingehalten. Sachen werden verlegt, nicht wiedergefunden oder an unpassenden Orten abgelegt. Angefangenes wird nicht zu Ende gebracht. Gedächtnislücken treten auf. Zum Beispiel werden Besuche und Telefonate vom Vortag nicht mehr erinnert, es kommt zu Schwierigkeiten in der Orientierung und im Rechnen.

Mit anderen Worten: Kleine irritierende Vorkommnisse durchsetzen den Alltag. Sie werden immer öfter mit anderen emotionalen Reaktionen als den gewohnten konfrontiert, dazwischen herrscht wieder wochenlang Normalität. Man gibt die Schuld den schlechten Augen, der Schwerhörigkeit, den Schrulligkeiten, die sich im Alter einstellen, und vor allem der zunehmenden Vergesslichkeit.

Zuerst reagieren Sie verständnisvoll, später genervt, es fließen Tränen, offene und heimliche, Türen werden zugeknallt, alltagsbedingte Anrufe werden um Tage, vielleicht Wochen verschoben aus Angst vor weiteren Auseinandersetzungen, und Sie grübeln immer häufiger den Gründen nach, warum Ihr Angehöriger, vielleicht sogar mit widerspenstiger Bockigkeit, die offensichtliche Realität verleugnet.

Wenn all dies über Sie hereinbricht, dann empfiehlt es sich, ein klärendes Gespräch mit dem Hausarzt Ihres Angehörigen zu führen.

Unmerklich zieht sich die Schlinge zusammen. Der Körper, der sie schon um den Hals gespürt hat, reagiert viel schneller als der Verstand, der die „komischen Vorkommnisse“ nicht wahrhaben will. Dass sich da etwas verschiebt, was bisher in vertrauten Bahnen abgelaufen ist, ignoriert er lieber.

Bis etwas passiert, bei dem Worte allein nicht mehr helfen.

Gerade waren die Möbelpacker weggefahren. Mein Mann und ich standen in unserem zukünftigen Esszimmer und überlegten, wo wir mit dem Auspacken anfangen sollten. Die Wohnung über uns wurde noch umgebaut, jemand arbeitete offensichtlich mit einem Pressluftbohrer, der Krach raubte uns schon seit einigen Stunden den letzten Nerv, und doch hörten wir plötzlich einen leisen sirrenden Laut über uns, bevor die frisch verputzte Decke entlang des Risses auf uns niederprasselte. Im selben Moment klingelte das Telefon. Während mein Mann die Treppe hinaufstürmte, um dem Handwerker den Presslufthammer zu entreißen, hörte ich die Stimme meiner Mutter. Dass ihr die Zähne aufeinanderschlugen und sie kaum fähig war, die Sätze verständlich zu formulieren, bemerkte ich erst, als endlich Ruhe eingekehrt war. Sie bat mich dringlich zu kommen. Das auch noch.

Sie war noch im Nachthemd, als sie mir öffnete, und zitterte am ganzen Körper. Verwirrt lief sie von einem Zimmer zum anderen, murmelte vor sich hin, wusste nicht, wann sie das letzte Mal gegessen hatte, konnte sich nicht allein anziehen. Es war unmöglich, sie allein zu lassen.

Chaos zu Haus, Chaos hier, was sollte ich tun?

Der Hausarzt meiner Mutter war an diesem Freitagnachmittag schon ins Wochenende gegangen, und es war ein großes Glück, dass ich meinen noch erwischte. Er organisierte per Telefon einen Kurzzeitpflegeplatz in einem Heim. Aufatmend brachte ich meine Mutter dorthin. Sie war so erschöpft, dass sie alles mit sich machen ließ und sofort einschlief.

Als ich am Abend wiederkam, wurde mir gesagt, dass sie nach dem Aufwachen angefangen hätte zu weinen und damit bisher nicht aufgehört habe.

Ja, sie weinte herzzerreißend. „Dass du mich mal in die Klapsmühle abschieben würdest, hätte ich nicht gedacht!“ Ihr vor schierer Verzweiflung noch kleiner gewordenes Gesicht wirkte so verloren auf dem blütenweißen Kissen, dass sich mir das Herz zusammenkrampfte. Aber in den Arm nehmen konnte ich sie nicht.

In der folgenden Nacht schreckte ich hoch. Warum hatte ich meine Mutter in dieser für sie so schrecklichen Situation nicht trösten können? Das Mitgefühl hatte mir doch bis zum Hals gestanden, aber obendrauf steckte ein dicker Kloß, der wie ein Pfropfen wirkte. Gab es einen Zusammenhang zwischen den Ameisen und dem Vorfall gestern? Es traf mich wie ein Hammerschlag: Waren das die ersten Anzeichen einer Demenz, von Alzheimer? Ich hatte diese Begriffe schon gehört, aber was genau sich dahinter verbarg, wusste ich nicht.

Was versteht man unter dem Begriff Demenz?

Wenn Vergesslichkeit dazu führt, dass Vorkommnisse nicht mehr richtig eingeschätzt oder falsch miteinander verknüpft werden, kann das ein Hinweis auf beginnende Demenz sein.

Unter Demenz versteht man wesentliche geistige Leistungseinschränkungen und Verhaltens- (und möglicherweise auch Persönlichkeits-)veränderungen, die mit Alltagsbeeinträchtigungen einhergehen. Ihre Ursache ist meist eine chronische oder fortschreitende Krankheit des Gehirns. Die bekannteste und häufigste ist die Alzheimerkrankheit. Der Begriff Demenz bezeichnet also nicht die Krankheit selbst, sondern die Symptome, die sich aus ihr ergeben.

Ob es sich bei den auftretenden Verwirrtheiten überhaupt um eine Demenz handelt, und wenn ja, welche Ursachen sie hat, kann nicht durch ein einfaches Gespräch geklärt, sondern muss durch neurologische und internistische Untersuchungen diagnostiziert werden. Das ist zwar aufwendig, aber absolut notwendig und sehr sinnvoll.

Denn: Die medizinische Behandlung richtet sich nach diesen Untersuchungen aus und ist, je nach Ursache der Demenz, sehr unterschiedlich.

Nein, ich wollte nichts, aber auch gar nichts mit dem, was da mit meiner Mutter passierte, zu tun haben! Eine Welle der abgrundtiefen Verzweiflung und des Selbstmitleids überrollte mich.

In den Wochen darauf dachte ich ab und zu an diese düstere Nacht und schämte mich meines Selbstmitleides, denn meine Mutter erholte sich schnell und zog ihre eigenen Konsequenzen aus dem Vorfall, sie zog in ein Wohnstift. Ein Jahr verging, in dem ihr das Gedächtnis zwar zunehmend Probleme bereitete, aber sie fand sich gut in der neuen Umgebung zurecht und schien sie auch zu genießen.

Aber dann tauchten die Ameisen wieder auf, und sie weigerte sich, das Wasser zu trinken, da das gespülte Geschirr angeblich schwarze Ränder auf der Spüle und dem Tisch hinterließ, die nur von Gift im Wasser herrühren konnten. Mehrere Male alarmierte sie die Polizei, weil sie ihr Portemonnaie oder ein Schmuckstück nicht wieder fand, das sie aus Angst vor Dieben gut versteckt hatte. Ihre Kleiderbügel versah sie mit Aufklebern, auf denen sie notierte, welches Kleidungsstück zum Bügel gehörte.

So wie die Demenz sich an meine Mutter heranschlich, so schlichen sich bei mir schlaflose Nächte ein. Ich brachte es einfach nicht über mich, mich näher mit den Auswirkungen der Demenz zu beschäftigen. Meine Angst, dem nicht gewachsen zu sein, was ich erfahren würde, war zu groß. Meine Mutter versuchte mühsam, ihren Alltag aufrechtzuerhalten, ich versuchte, genauso mühsam, meine Panik unter Kontrolle zu halten. Und beiden gelang uns das immer weniger gut. Immer öfter passierte es, dass ich unverhältnismäßig scharf auf sie reagierte. Ich ertappte mich dabei, sie anzuschreien, nur weil sie nicht tat, was ich für richtig hielt oder weil alles so verdammt lange dauerte. Später saß ich dann zu Haus am Küchentisch, schilderte meinem Mann die zunehmende Verunsicherung und Verzweiflung meiner Mutter, die ich ignoriert hatte, heulte, schämte mich und machte mir schreckliche Vorwürfe. Die Nächte, in denen ich meiner Ängste nicht mehr Herr wurde und zitternd mit einem Eisenring um die Brust durch die Wohnung lief, häuften sich. So konnte es nicht mehr weitergehen. Ich musste mir Hilfe holen.

Wenn sich der Verdacht erhärtet

Mit aller Wahrscheinlichkeit wird es Ihrem Angehörigen schwer fallen zu akzeptieren, dass er sein bisheriges Leben nicht mehr weiterführen kann. Es ist sogar möglich, dass er mit aller Vehemenz darauf besteht, alles weiterhin selbst machen zu können und zu wollen. Und so müssen Sie mit ansehen, wie es ihm immer weniger gelingt, seinen Alltag zu organisieren. Das ist furchtbar für ihn, weil er ständig sein Scheitern durchleben muss. Und das ist furchtbar für Sie, weil Sie seine Verzweiflung spüren und trotzdem akzeptieren müssen, dass er jede direkte Hilfe ablehnt.

In dieser für Sie beide sehr schwierigen Situation kann es von Nutzen, ja sogar erforderlich sein, Dinge ohne die Zustimmung Ihres Angehörigen zu tun. Dieser Schritt, von jetzt an nicht ausschließlich mehr in Übereinstimmung oder Absprache mit ihm zu handeln, sondern stillschweigend die Dinge in die Hand zu nehmen, ist nicht einfach. Aber die zunehmend unterschiedliche Realitätseinschätzung macht ihn unter Umständen notwendig. Sie werden feststellen, dass Ihr lenkendes Organisieren im Hintergrund sehr dienlich ist, Ihren Angehörigen vor prekären Situationen zu bewahren und Ihnen den Alltag zu erleichtern.

So ist es nur logisch, Ihrem Angehörigen so lange nichts von Ihrem Verdacht zu erzählen, so lange er ihn nicht selbst anspricht oder er nicht von ärztlicher Seite bestätigt ist.

Falls Ihr Angehöriger also nicht selbst das Bedürfnis hat, einen Arzt aufzusuchen, oder sich gar weigert, wie kann man ihn dazu bringen?

Ausschlaggebend für die Verhaltensänderungen ist der Gedächtnisverlust, unter dem der Betroffene leidet. Da liegt es nahe, gemeinsam zu überlegen, ob es nicht Therapien gibt, die den Verlust verlangsamen können, oder auch Tricks und Tipps, wie man besser mit ihm umgeht. Diese Fragen stellt man am besten einem Fachmann, und schon ist ein Grund für einen Hausarztbesuch oder die Anmeldung bei einer Gedächtnisambulanz gefunden, die von geriatrischen, gerontopsychiatrischen oder neurologischen Klinikabteilungen angeboten wird.

Andernfalls könnten Sie Ihren Angehörigen auch bitten, zu einem Arzttermin mitzukommen, den Sie nüchtern antreten müssten, und da Ihnen leicht schummrig würde, lieber in Begleitung machen möchten. Der vorinformierte Arzt kann dann ein Gespräch zu dritt in Gang setzen, die Vergesslichkeit ansprechen, vielleicht ein paar Tests vorschlagen und durchführen und, wenn nötig, die Empfehlung aussprechen, weitere Abklärungen vorzunehmen.

Hat sich der Verdacht erhärtet, empfiehlt es sich innezuhalten, um zu überlegen, wie es nun FÜR SIE weitergehen soll. Je mehr Zeit Sie sich dafür nehmen, umso besser.

Vielleicht wäre es eine gute Idee, ein Blatt Papier zu nehmen und alles aufzuschreiben, was Ihnen in den Sinn kommt. Wird Ihnen Angst und Bange, wenn Sie an das denken, was in Zukunft auf Sie zukommt? Haben Sie Angst vor den Veränderungen, die Ihr erkrankender Angehöriger durchmacht? Vor dem damit verbundenen Leid? In welchen Situationen müssen sie mit den Tränen kämpfen? In welchen hatten Sie ein schlechtes Gewissen, haben sich geschämt, waren überfordert? Steckt eine grundsätzliche Wut in Ihnen, weil Sie sich nun gezwungen fühlen, Ihr Leben zu verändern?

Wenn Sie sich alles von der Seele geschrieben haben, legen Sie den Zettel in die Schublade. Nach ein paar Tagen holen Sie ihn wieder hervor und überlesen ihn noch einmal. Versuchen Sie dem, was Sie geschrieben haben, auf den Grund zu gehen.

Haben Sie Angst vor dem, was auf Sie zukommt, weil Sie zu wenig wissen über die Demenz? Könnten Sie diese Angst reduzieren oder gar beheben, wenn Sie sich Informationen verschaffen? Oder mit anderen Angehörigen reden, die in derselben Situation sind wie Sie?

Was genau wird Ihnen fehlen, wenn Ihr Angehöriger nicht mehr Ihr gleichwertiger Partner sein wird? Wenn das auch nicht ersetzt werden kann, so kann doch die Veränderung andere Akzente im Verhältnis zu ihm setzen, z.B. redet man nicht mehr so viel miteinander, entdeckt aber das gemeinsame Spiel, später das gemeinsame Ausführen einfacher Handlungen und zum Schluss das gemeinsame Schweigen. Oder Sie sorgen für ihn, nachdem er früher mehr für Sie gesorgt hat.

Ist es denn so schlimm, wenn Sie ab und zu mit den Tränen zu kämpfen haben? Vielleicht können Sie lernen, mit dieser Trauer zu leben. Trauer gibt auch Kraft und verändert den Blick, ganz besonders auf das, was wichtig ist und was unwichtig.

Warum hatten Sie ein schlechtes Gewissen, haben sich geschämt, waren überfordert, wütend? Wer stellt die Ansprüche an Sie, denen Sie nicht gerecht werden können? Ihr Angehöriger oder vielleicht doch eher Sie selbst? Könnte es schon hilfreich sein, einfach mal „einen Gang zurückzuschalten"? Und dann in Ruhe zu überlegen, was Sie geben können, und vor allem, was Sie geben wollen?

Um diese so wichtige Frage zu beantworten, ist es vielleicht nötig, ein neues Blatt Papier zu nehmen und einmal ins Detail zu gehen. Gemeinsames Spazierengehen z.B. fällt Ihnen überhaupt nicht schwer, aber ein Kinobesuch, bei dem Ihr Angehöriger plötzlich mittendrin aufsteht und unbedingt nach Haus will oder gar das, was er sieht, lautstark kommentiert, das wollen Sie dann lieber nicht erleben, denn Sie würden sich schämen für dieses Benehmen und auch die mögliche heftige Reaktion der anderen Kinogänger nur schwer ertragen. Das sind auf jeden Fall gute Gründe, sich lieber zu Haus gemeinsam eine DVD anzusehen.

Einkäufe erledigen, schreiben Sie vielleicht, ist überhaupt kein Problem, aber eine Toilettengangbegleitung, die ja im fortgeschrittenen Krankheitsstadium unumgänglich ist, schaffen Sie bestimmt nicht, allein der Gedanke daran lässt schon großen Widerwillen in Ihnen hochsteigen. Womit hätten Sie Probleme? Mit dem Geruch? Mit der Berührung? Würden ein Raumspray oder Handschuhe Abhilfe schaffen? Dann könnten Sie Ihren Angehörigen in der Übergangsphase noch begleiten, in der er grundsätzlich mit den Toilettengängen klar kommt, aber eben nicht mehr immer. Vielleicht stellen Sie mit der Zeit auch fest, dass Sie mit der Situation doch besser zurechtkommen als erwartet.

Werden Sie aber, um bei diesem Beispiel zu bleiben, mit Ihrem Widerwillen überhaupt nicht fertig, ist es bestimmt keine gute Idee, weder für Sie noch für Ihren Angehörigen, tagtäglich vergeblich zu versuchen, ihn zu überwinden. Wenn Sie glauben, dass Ihr Angehöriger nichts von Ihrer Abwehr merken wird, so täuschen Sie sich mit aller Wahrscheinlichkeit. Auf Ihren Zustand, auf Ihre Stimmungen reagiert er umso mehr, je weniger ihm die Sprache als Kommunikationsmittel zur Verfügung steht. Und beides, sowohl die Fähigkeit, Handlungsabläufe zu koordinieren, als auch die zu sprechen, nimmt mit fortschreitendem Krankheitsverlauf ab. Möglicherweise kommt noch hinzu, dass Ihr Angehöriger durchaus merkt, dass er die einfachsten Dinge nicht mehr bewältigt und sich dafür, gerade vor Ihnen, furchtbar schämt. Sind Sie in dieser Situation mit sich selbst beschäftigt und können daher seine Scham nicht auffangen, dann sind Krisen, die bis zu aggressiver verbaler oder körperlicher Reaktion führen können, vorprogrammiert. In so einer Situation ist es für alle Beteiligten besser, wenn die Pflege in professionelle Hände übergeht (siehe auch die beiden Anmerkungen zur Entstehung und Bewältigung von Krisen und die zum Umzug in eine Wohngruppe).

Erst eine ehrliche und vorbehaltlose Selbsterforschung, davon sind wir überzeugt, ergibt eine solide Grundlage für die endgültige Endscheidung, was Sie, eingebunden in Ihr eigenes Leben, Ihrem erkrankten Angehörigen geben können und geben wollen. Niemandem nützt es, wenn Sie sich aus Pflichtgefühl heraus die Betreuung und Pflege allein auf die Schultern packen und damit ständig überfordert sind.

Selbst wenn Ihr Angehöriger jetzt auf eine möglicherweise früher gegebene Zusicherung, in einer Pflegesituation die eigene Wohnung nicht verlassen zu müssen oder gar von Ihnen betreut zu werden, pocht, lassen Sie sich nicht unter Druck setzen. Wer hat, als er diese Zusage aussprach, denn schon an Demenz gedacht? Was gut gemeint war, aber nicht bewältigt werden kann, kann für alle Beteiligten schlimme Folgen haben. Wichtig ist, dass Sie Ihre Möglichkeiten und Grenzen ausloten und nach ihnen die jeweilige, an den Krankheitsverlauf angepasste (gemeinsame oder getrennte) Lebenssituation gestalten. Was Sie selbst einbringen können und wollen und was Sie fremder Hilfe überlassen, darüber werden Sie sich wahrscheinlich erst im Laufe der fortschreitenden Krankheit klar. Und wenn auch Ihr erkrankter Angehöriger andere Vorstellungen hat als Sie und Sie mit Ihrem schlechten Gewissen kämpfen müssen, haben Sie den Mut, die Situation zu ändern, wenn Sie merken, dass Sie sie so nicht mehr bewältigen.

Mit der neuen Lebenssituation und mit sich selbst ins Reine zu kommen, geht nicht von heute auf morgen, und Rückschläge sind vorprogrammiert. Aber das Gespräch mit Ihrem Angehörigen über die Diagnose gestaltet sich mit Sicherheit auch und gerade für ihn entspannter, wenn Sie nicht mit Ihren Ängsten zu kämpfen haben und die eigene Nervosität nur mühsam unterdrücken können.

Am besten wäre es, wenn dieses Gespräch in vertrauter Umgebung stattfindet. Der Hausarzt könnte also zu einem Hausbesuch kommen, und wenn es Ihnen ratsam erscheint, können Sie auch andere Angehörige und nahe Freunde bitten, dabei zu sein.

Aber natürlich ist es auch ohne die Anwesenheit des Arztes möglich. Wichtig ist, Ihrem Angehörigen zu signalisieren, dass er von jetzt an nicht alleingelassen wird, egal, ob die Hilfe von Ihnen und/oder Freunden oder von Hilfsdiensten geleistet wird.

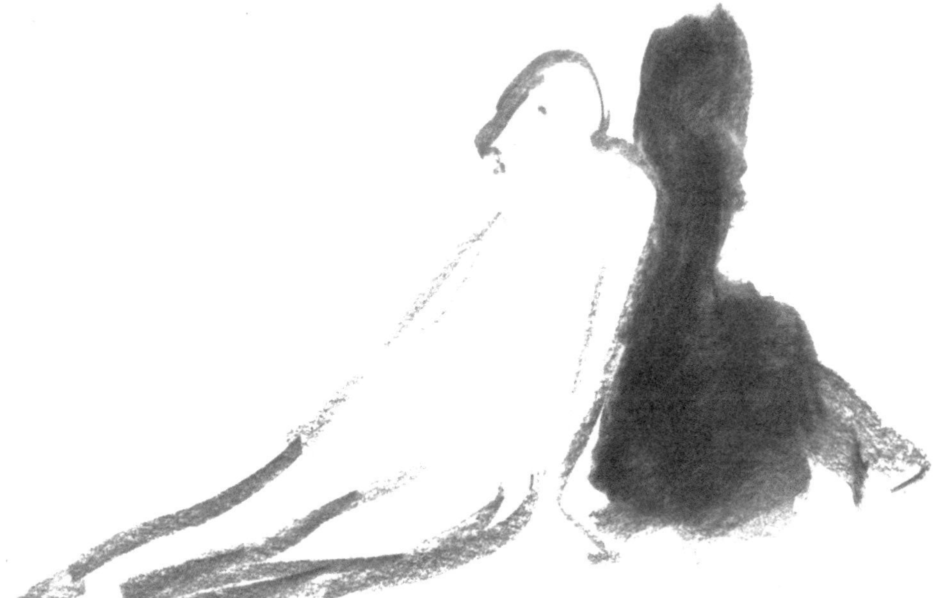

Angstfreies mitfühlendes Begleiten

Heute, um einiges klüger als damals, weiß ich, dass ich den Entschluss, Hilfe in Anspruch zu nehmen, schon viel früher hätte fällen sollen. Nicht nur mir, auch meiner Mutter wäre vieles erspart geblieben.

Da mir die schlaflosen Nächte sehr zusetzten, überwies mich mein Hausarzt, dem ich von meinem Demenzverdacht und meinen Ängsten erzählte, für eine Gesprächstherapie an eine Psychotherapeutin. Die Gespräche mit ihr bildeten die Grundlage dafür, dass ich lernte, mein angstbesessenes hinterher stolperndes Mitgerissensein in ein angstfreies mitfühlendes, dabei aber durchaus auch Abstand haltendes Begleiten umzuwandeln.

Aber bis dahin war es noch ein langer Weg. Ein Weg, der gepflastert war mit Abschieden und Verlustgefühlen, aber auch mit viel Dazulernen. Abschied nahm ich von meiner Mutter als intuitive, mit gesundem Menschenverstand ausgestattete, offene, manchmal aber auch furchtbar sture Gesprächspartnerin, als tröstende Helferin und patente oder auch schon mal altkluge Ratgeberin. Ich musste verkraften, dass wir nie mehr weder über ihre noch über meine Gefühle, weder über unsere Gemeinsamkeiten noch über unsere Zwistigkeiten würden reden können. Und ich lernte, dass dieses bewusste Abschiednehmen vor allem einen Sinn hat: Von jetzt an nicht mehr zurückzuschauen und nicht immer wieder schmerzvolle Vergleiche zu ziehen mit einer Zeit, die nun endgültig der Vergangenheit angehört. Sondern stattdessen meine Mutter zu akzeptieren, wie sie jetzt war und, immer ein bisschen verändert, in Zukunft sein würde. Aber sie würde meine Mutter bleiben.

Und – dieser Entschluss war besonders wichtig – ich würde nicht zu ihrer Mutter werden. Kinder erweitern durch Lernen und Erfahrungen ihren Horizont. Ihre Persönlichkeit und ihre Fähigkeiten entwickeln sich und nehmen kontinuierlich zu. Menschen mit einer Demenz hingegen haben in einem langen intensiven Leben ihre Erfahrungen gemacht, ihre Persönlichkeit ist ausgereift. Sie geht durch die Demenz nicht etwa verloren, sondern bleibt – so stellt es sich mir jedenfalls dar – in ihrem Inneren verschlossen, weil sie die Fähigkeit verloren haben, sich mit Worten, Gesten und Mimik so darzustellen, wie es für eine normale Kommunikation selbstverständlich ist. Was für eine Kränkung bedeutet es da, unduldsam behandelt zu werden, und sich nicht mehr angemessen dagegen wehren zu können! So ist es kaum verwunderlich, dass meine Mutter öfters dann, wenn sie ihren Willen durchsetzen wollte, in aufgebrachtem Ton sagte: „Ich habe den Laden hier gekauft. Alles gehört mir, und jeder muss tun, was ich sage!"

Als ich das verstanden hatte, fiel es mir viel leichter, meine Mutter nicht mehr wie ein trödelndes Kind zu behandeln, wenn mir mal wieder die Zeit davonlief, weil es ewig dauerte, bis sie den Mantel angezogen hatte. Statt: „Nun beeil dich doch mal!" sagte ich: „Du, ich hab nachher noch etwas zu erledigen, daher hab ich leider nicht so viel Zeit, darf ich dir vielleicht helfen?", und machte die Erfahrung, dass das Anziehen problemloser vonstatten ging und sie nicht aus heiterem Himmel plötzlich weder spazieren gehen noch aber auch ihren Mantel ausziehen wollte, wie es sonst ab und zu vorkam.

Darüber hinaus gab ich es sofort auf, verloren gegangene Fähigkeiten mit ihr zu üben, wenn ich merkte, dass ihr das keinen Spaß machte, sondern sie im Gegenteil abwehrend, ja sogar aggressiv reagierte. Dass sie sich furchtbar schämen könnte, weil sie die einfachsten Dinge nicht mehr beherrschte, war mir überhaupt nicht in den Sinn gekommen. Und lag doch so nahe.

Also verbesserte ich sie nicht, wenn sie Worte verwechselte wie „der bringt Leben in die Karre“ oder „wir ziehen beide an einem Lockenwickler“, und es ihr nicht auffiel. Und wenn sie mich am Nachmittag mit einem fröhlichen „Guten Morgen!“ begrüßte, so korrigierte ich sie nicht mehr vorwurfsvoll, sondern wünschte ihr auch einen guten Morgen und konstatierte, dass sie wohl gut geschlafen habe, so heiter wie sie klänge.

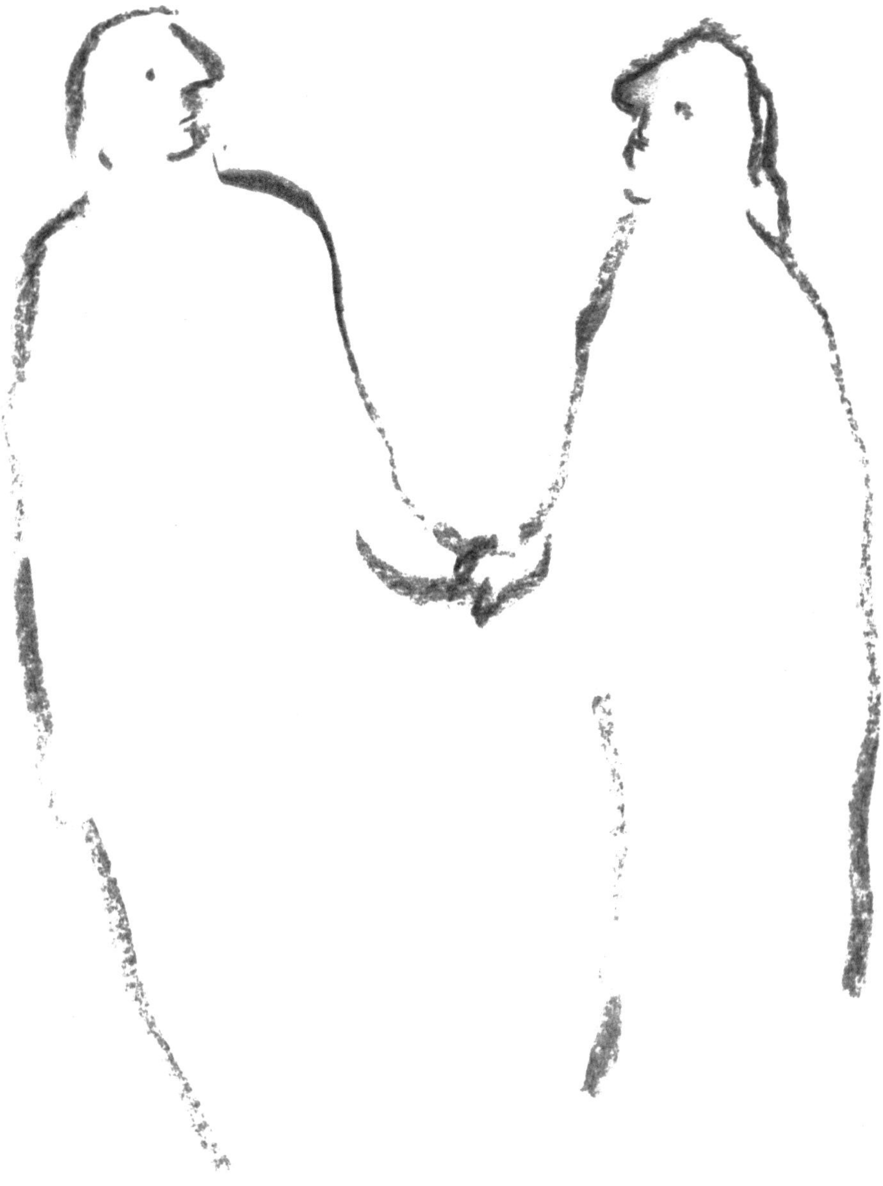

Leben im Augenblick

Indem ich der Vergangenheit nicht mehr nachtrauerte, verlor ich die Angst vor der Zukunft und damit die Angst vor der Demenz. Ich begann zu akzeptieren, dass von jetzt an nur noch und ausschließlich die Gegenwart mein Verhältnis zu meiner Mutter bestimmen würde. Drei Sekunden, sagt man, dauert sie, und da die Merkfähigkeit meiner Mutter in Zukunft immer kürzer werden würde, lernte ich, mit ihr in dem Augenblick über etwas zu sprechen, in dem wir es erlebten, und nicht hinterher. Ich fragte sie also zum Beispiel nicht nach dem Kaffeetrinken, wie ihr der Kuchen geschmeckt habe, sondern stellte die Frage, während sie ihn aß, und ersparte ihr so die Peinlichkeit, die Frage nicht beantworten zu können, weil sie sich nicht mehr erinnerte.

Aber wie gesagt, der Weg war lang, bis mein sich nach und nach veränderndes Verhalten uns beiden zugute kam. Erst jetzt im Nachhinein kann ich zulassen, darüber nachzudenken, was wohl in meiner Mutter vorgegangen sein mag, als sie mit den Auswirkungen ihrer Demenz kämpfen musste. Denn ein Kampf ist es ja, der ausgefochten werden muss in der ersten Phase der Demenz, ein grausamer Kampf, weil die Niederlage von Anfang an feststeht.

Mit Sicherheit bezog sie die Veränderungen zuerst nicht auf sich. Die Realität, die sich in ihrem Kopf zusammensetzte, fing zwar an, sich von unserer zu entfernen, aber das durchschaute sie ja nicht. Für sie bewegten sich die Krümel und konnten daher nur Ameisen sein. Da sie trotz intensiven Suchens ihr Portemonnaie nicht fand, konnte es nur gestohlen worden sein. Weil sie Angst vor den Anforderungen einer Reise hatte, wandelte sie die Scham darüber in ein Verbot um, dem sie sich unterwerfen muss.

Sie musste erleben, wie die Erinnerung als Stütze jeden logischen Denkens verschwamm und wegbrach, und so erschien es ihr überhaupt nicht unlogisch, dass sie ihre Hausschuhe in den Kühl- statt in den Kleiderschrank stellte. Dort war Platz neben der Butter, also hinein mit den Schuhen. Ihr Gehirn versagte ihr den Dienst, weigerte sich, den Abgleich mit den Erfahrungen zu vollziehen, der ja unabdingbar für „richtiges" Verhalten ist. Alle Dinge, die sie sah, waren wie neu für sie, und so musste sie ihre Entscheidung jedes Mal abwägen, statt sie wie bisher automatisch zu fällen. Was für eine Anstrengung! Und wie viel Zeit das kostete!

Und bei immer mehr Gelegenheiten stieß sie auf Widerspruch. Ihr Umfeld, ihre Familie und Freunde, erlebte sie nun zunehmend als nicht mehr wohlgesonnen, ja sogar als feindlich, denn sie widersprachen ihr ständig, und das auch oft noch in genervtem Ton, und behaupteten, dass die Welt ganz anders sei, als sie sie erlebte.

Ich stelle mir vor, dass dieses Erleben einer Gruppenreise in China gleicht, bei der man bei einem Ausflug den rechtzeitigen Einstieg in den Bus verpasst, der braust davon, und plötzlich ist man allein, die Handtasche ist noch im Bus, wie das Hotel heißt und wo es ist, hat man sich nicht notiert. Die meisten Menschen lächeln zwar freundlich, manche drehen sich auch wortlos weg, aber alle schütteln den Kopf, wenn man sie anspricht. Sie verstehen kein Wort, und auch die Pantomimen, die man aufführt, werden allenfalls belächelt, aber nicht verstanden. Die verstehbare Welt um einen herum wird zu einem unverständlichen Vakuum. Dann fällt einem ein, dass man ja ein Taxi anhalten und die Armbanduhr als Bezahlung anbieten kann in der Hoffnung, es bringt einen zu einem Hotel, wo Touristen wohnen und wo sich die durcheinandergeschüttelten Puzzlestücke wieder zu einem Ganzen fügen. Aber vielleicht, man weiß es ja nicht, fährt der Taxifahrer ganz woanders hin ...

Könnte es nicht sein, dass jeder, der mit der Diagnose Demenz konfrontiert wird, diese Reise antreten muss und dem Verlorensein in einer immer fremder werdenden Welt ungeschützt ausgesetzt ist? Diese Vorstellung ist schon für uns, die wir noch mit beiden Beinen fest im Leben stehen, beängstigend. Wie groß müssen da erst die Ängste sein, die jemand durchlebt, dem gerade die Erinnerungen verschwimmen? Niemand ist da, der tröstet und beruhigt. Im Gegenteil: Überall nur Unverständnis und Zurechtweisung.

Der Verlauf der Demenz

Im Allgemeinen wird der Verlauf der Demenz in drei Phasen eingeteilt, die leichte, die mittelschwere und die schwere Demenz.

Diese Bezeichnung ist aus der Sicht des dementen Menschen aber völlig falsch, denn die erste, die leichte Phase ist für ihn die schwerste. Er muss ertragen, dass aus Gedächtnislücken Gedächtnislöcher werden, die sein normales Leben erst beeinträchtigen und dann so erschweren, dass er sich ohne Hilfe nicht mehr orientieren kann. Und gerade dadurch, dass er versucht, die Fassade der Normalität mit aller Macht aufrechtzuerhalten, gerät er immer tiefer in den Teufelskreis aus der Vergeblichkeit all seiner Anstrengungen und der daraus resultierenden tiefen Verzweiflung, die sich wiederum zu einer Depression auswächst, die die Minderwertigkeitsgefühle noch verstärkt. Und so fort.

In dieser Phase hat der demente Mensch Hilfe und Zuneigung bitter nötig und bekommt sie doch am wenigsten. Je nach Krankheitsbild tritt die Demenz entweder in

Schüben oder langsam gleichmäßig fortschreitend auf und ist daher noch nicht so offensichtlich. Darüber hinaus ist es ja die unbewusste Wunschvorstellung der Freunde und Angehörigen, dass die Verhaltensveränderungen doch letzten Endes ganz normal sind bei zunehmendem Alter, also alles nicht so schlimm ist.

Aber statt die Augen zu verschließen, wäre es gerade in dieser Zeit, die ja noch von viel Normalität geprägt ist, wichtig, sich zusammen mit dem Betroffenen auf das Kommende vorzubereiten.

- Wichtig ist, die allgemeinmedizinische und neurologische Betreuung zu organisieren.
- Wichtig ist, die rechtliche Situation zu klären: Gibt es eine Patientenverfügung, eine Betreuungsverfügung, eine Vorsorgevollmacht? Eine Haftpflichtversicherung?
- Wichtig ist, sich über die Pflegeversicherung und andere Hilfen zu orientieren und wie man sie erhält.
- Wichtig ist, sich zu informieren, wo man zur Bewältigung des Alltags Hilfe bekommt.
- Wichtig ist zu klären, wie und wo die im Aufwand immer weiter zunehmende Pflege und Betreuung in Zukunft, d.h. die nächsten Jahre, stattfinden soll, ob zu Haus oder auch in einem Heim. Der Verlauf einer demenziellen Krankheit ist zwar individuell verschieden, im grundsätzlichen Ablauf aber ähnlich. Es ist also absehbar, dass ein Demenzbetroffener am Anfang zwar noch allein leben, sich aber nicht mehr allein versorgen kann. Später wird auch das Alleinleben kritisch, weil die Desorientierung zu groß wird. Besonders die Nächte können problematisch werden, wenn er z.B. zu Nachtaktivität neigt. Und irgendwann wird eine Rundumpflege nötig. Je früher Sie als Angehöriger diesen Ablauf akzeptieren und ihm im Kopf planungsmäßig immer einen Schritt voraus sind, desto besser. (Zu diesen Fragen geben die am Schluss des Buches aufgeführten Bücher und Informationsquellen Auskunft.)

- Und wichtig ist auch, ein *Lebensbuch* herzustellen. Ein Buch, in dem zu allererst steht, was der Betroffene in seinem Leben geleistet hat. Was er erlebt und durchlebt hat, sowohl im Guten als auch im Belastenden. Damit die fremden betreuenden Personen, die das Buch später aufschlagen, wissen, was ihn geprägt hat, was ihn vielleicht jetzt gegen Ende seines Lebens unerwartet bedrücken und möglicherweise bedrängen könnte.

  In das aber auch Bilder der liebsten Menschen hineingeklebt werden, die, wenn die Erinnerung verblasst, immer wieder angeschaut werden können. Und auch die Lieblingsmusik kann eingetragen (und die CDs entsprechend gekennzeichnet) werden genauso wie Vorlieben und Abneigungen. Dass man gern singt zum Beispiel und Brokkoli aber überhaupt nicht mag. Auch dass man ständig unter kalten Füßen leidet, gehört in dieses Buch, damit diese Dinge später, wenn sie nicht mehr ausgesprochen werden können, nicht in Vergessenheit geraten.

  Je früher mit diesen Klärungen begonnen wird, desto leichter sind sie durchzuführen. Der Schock der Diagnose wird wahrscheinlich erst einmal beim Betroffenen eine verzweifelte und möglicherweise störrische Abwehrhaltung hervorrufen, aber mit geduldigem Zuspruch kann man bestimmt erreichen, dass er sich mit den Themen beschäftigt.

All dies ist nicht mehr möglich, wenn die Demenz in ihre mittelschwere Phase eintritt. Das geschieht nicht plötzlich, sondern meist langsam, und ist in erster Linie daran zu erkennen, dass die Merkfähigkeit und andere Leistungsfähigkeiten wie zum Beispiel Orientierung, planerisches Denken oder visuell-räumliches Vorstellungsvermögen so gut wie gar nicht mehr funktionieren. Dadurch ist die Erlebenskontinuität unterbrochen, die Welt zerfällt in Einzelteile, die nicht mehr zusammengesetzt werden können. Und auch die Erinnerungen, die im Langzeitgedächtnis gespeichert werden, sind zwar abrufbar, aber auch nur als Puzzleteile, die nicht mehr zeitlich und logisch richtig miteinander verbunden werden können.

Je nachdem, welchen Verlauf die die Demenz verursachende Krankheit nimmt, kann es in dieser Phase auch zu einer Sprachverarmung kommen, d.h. die Sprache wird inhaltsleerer und der Sinnzusammenhang geht verloren.
Da auch die eigene Vergesslichkeit vergessen wird, entspannt sich die Situation sowohl für den dementen Menschen als auch für die Betreuenden merklich – aber nur wenn Sie bereit sind, sich auf dieses „Leben für den Augenblick" einzulassen. Also z.B. das Frühstück unter Umständen ein zweites Mal zu servieren, weil nach dem Abräumen das erste schon wieder vergessen worden, aber der Frühstückshunger noch nicht gestillt ist, oder das Fotoalbum ein zweites und ein drittes Mal gemeinsam zu betrachten.

Spätestens in der dritten, der schweren Phase der Demenz, haben die Erkrankten jede Fähigkeit verloren, selbstständig zu handeln. Alles muss nun unterstützt werden, das Essen, das Laufen, die Körperpflege und die Toilettengänge. Sie können nur noch wenige oder gar keine zusammenhängenden Sätze mehr formulieren, aber sie wollen unter Umständen noch kommunizieren durch Summen, Lautmalerei, Rufe, Schreie, Gesten. Zu erraten, was sie mitteilen wollen, ist nicht einfach, aber ein Mitsummen oder eine Umarmung sind die bessere Antwort als eine, vielleicht in genervtem Ton gestellte Nachfrage, da der emotionale Unterton immer noch aufgenommen wird.

Es wird zwar davon ausgegangen, dass demente Menschen noch innere Bilder erleben in diesem Stadium der Krankheit. Aber was von der Außenwelt in ihre Innenwelt eindringt, ist nicht bekannt. Eines ist allerdings klar: Sie stundenlang allein im Bett in ihrem Krankenzimmer liegen zu lassen, „weil sie ja doch nichts mehr mitbekommen", ist falsch. Jan Wojnar beschreibt in seinem Buch

„Die Welt der Demenzkranken“ eine Frau, die auf äußere Reize nicht mehr reagiert. Als er allerdings erfährt, dass sie eine Zeit lang für eine Illustrierte als „Frau Renate“ Leserbriefe beantwortet hat und er sie mit diesem Namen anredet, dreht sich die Frau zu ihm um und fragt „Ja?“ Und als er fortfährt, dass er ein Auto gekauft habe, es aber nicht bezahlen könne, antwortet sie: „Junger Mann, Sie haben finanzielle Schwierigkeiten, aber lassen Sie den Kopf nicht hängen, sondern krempeln Sie die Ärmel hoch und arbeiten Sie! Dann wird alles wieder gut …“ Auch wenn die Frau daraufhin nicht mehr reagiert hat, so beschreibt die Episode doch, dass es immer noch Verbindungen zwischen der Außenwelt und der Innenwelt der schwerst dementen Menschen geben kann, und allein diese Möglichkeit sollte die Grundlage für den Umgang mit ihnen sein.

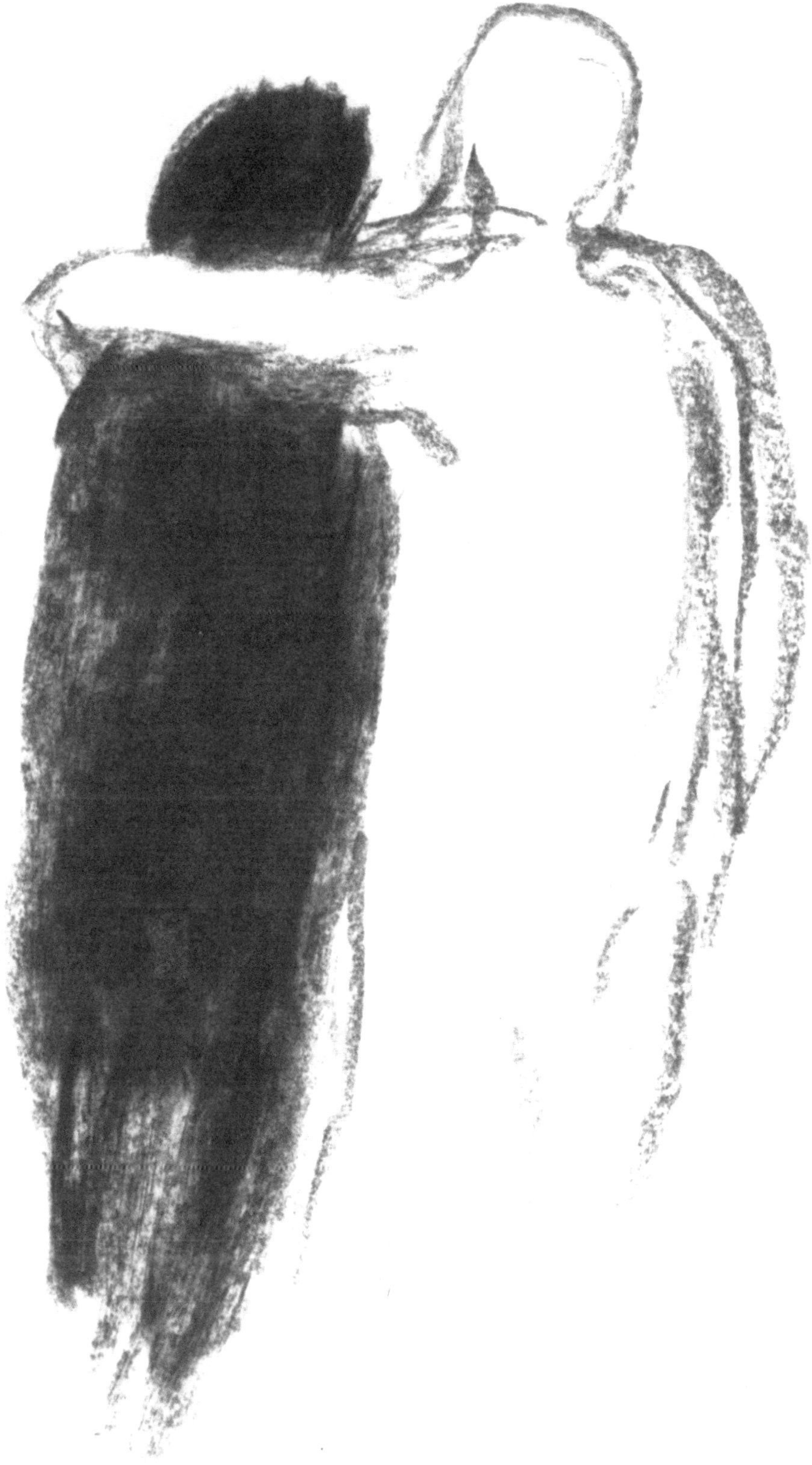

Sicherheit und Geborgenheit

Unverständnis und Zurechtweisung, dem war auch meine Mutter ausgesetzt. Ich musste ja erst einmal meine eigenen Ängste abbauen, bevor ich mich auf ihre einlassen konnte. Hätte ich gewusst, was ich heute weiß, hätte ich schon damals versucht, dafür Sorge zu tragen, dass das, was wir alle im Leben brauchen, für sie absolute Priorität erhält: Sicherheit und Geborgenheit.

Konkret hätte das erst einmal bedeutet, dass ich mich viel früher von dem Gedanken verabschiedet hätte, dass sie schon wieder alles so sehen würde wie ich, wenn ich sie nur oft genug darauf hinwiese, dass ihre Wahrnehmung falsch sei.

Wieder einmal sagte sie zu mir zur Begrüßung: „Im Haus ist ganz viel gestohlen worden."

Und wieder einmal antwortete ich, damals noch in dem Glauben, sie damit beruhigen zu können: „So viel ich sehen kann, sind deine Sachen aber alle noch da."

Sie sah mich an und sagte lange Zeit nichts. Dann antwortete sie: „Das ist die Mauer, die ich jedes Mal eintreten muss. Du sagst immer das Gegenteil."

Wenn sie noch dazu fähig gewesen wäre, hätte sie auch sagen können: Du zwingst mich immer dazu, in deinen Kategorien zu denken. Komm doch herüber in meine Welt. Akzeptiere meine Realität neben deiner, versetz dich in meine Lage und dann hilf mir.

Mit anderen Worten: Vom Augenblick der Diagnose Demenz an müssen wir, die Angehörigen, nicht nur die Brücken zu den dementen Menschen bauen, wir müssen sie auch begehen, weil sie den Weg zu uns nicht mehr finden können.

Argumentieren, diskutieren, lamentieren, all das hätte es – das ist die logische Folgerung aus dieser Erkenntnis – viel schneller nicht mehr geben dürfen. Widerspruch – und zwar jeder Widerspruch – bedeutet Verunsicherung. Ich würde sogar sagen: In vielen Fällen bedeutet er existenzielle Verunsicherung, weil er jedes Mal etwas infrage stellt, was doch eine Selbstverständlichkeit sein sollte (man wünscht einen guten Morgen und wird belehrt, dass es schon Nachmittag sei). Wer ist hier verrückt, man selbst, oder der, der die abwegige Behauptung aufstellt? Dass sich die eigene Wahrnehmung verschoben hat, weiß der Kranke ja nicht, und so ist er empört, fühlt sich gekränkt und bringt dies auch zum Ausdruck, entweder durch zunehmendes Schweigen oder durch Abwehr, die auch durchaus aggressiv ausfallen kann. Würden wir nicht genauso reagieren, nur vielleicht kontrollierter, wenn unsere Weltsicht in so abwertender Weise nicht respektiert wird?

Nichts mehr ausfechten zu können mit meiner Mutter fiel mir besonders schwer. Zwischen uns beiden hatte sich im Laufe vieler Jahre ein intensiver Lebensmechanismus entwickelt, den wir nicht durchbrechen konnten: Sie behandelte mich konsequent als Tochter und versuchte so, die Hierarchie zwischen uns aufrechtzuerhalten, ich rebellierte dagegen, indem ich ständig ihre Meinungen infrage stellte. Und nun sollte ich meinen Widerspruchsgeist aufgeben? War das nicht die Niederlage in einem lebenslangen „Zweikampf“? Das war hart. Erst als die Realität meiner Mutter sich so von der meinigen unterschied, dass es erheblicher Phantasie bedurfte, die Konflikte, die sie durchlebte, zu verstehen, hörten meine Rückfälle in die alten Verhaltensmuster auf.

Das war die Zeit, in der ich entdeckte, dass eine Demenz auch sehr poetische, surreale und humorige Seiten haben kann.

Wie Krisen entstehen

In den meisten Fällen, das ist unsere Erfahrung, entstehen Krisen durch kommunikative Missverständnisse.

Ohne weiter darüber nachzudenken, erwarten Sie wahrscheinlich ganz selbstverständlich, dass Sie mit ihrem erkrankten Angehörigen weiter so kommunizieren können wie bisher. Dass er so denkt und handelt, wie Sie es von ihm gewohnt sind. Nach einem langen gemeinsamen Leben wissen Sie mehr oder weniger, welche Meinungen er im Allgemeinen vertritt und wie er sich verhält. Sie wissen also, was Sie von ihm zu erwarten haben.

Aber dann fängt er an, anders zu reagieren, ungewohnt. Erst sind Sie verwundert, dann empfinden Sie sein Verhalten als launisch oder unhöflich und schließlich vielleicht sogar als renitent. Warum macht er das? Will er mich ärgern? Sie suchen nach einem Motiv für sein Handeln, versuchen es, vergeblich, zu verstehen. Sind ratlos. Wütend. Gekränkt. Indem Sie so reagieren, unterstellen Sie, dass Ihr erkrankender Angehöriger für alles, was er sagt und tut, nach wie vor voll verantwortlich ist, d.h. auch genau weiß, warum er es tut.

Das aber ist das erste kommunikative Missverständnis: Ein Mensch mit Demenz handelt eben nicht mehr aus den uns logisch erscheinenden Beweggründen, sondern aus Beweggründen, die wir wohl eher als irrational bezeichnen würden, weil wir sie nicht nachvollziehen können.

Unser Handeln basiert normalerweise auf gesellschaftlichen Konventionen, d.h. wir schweigen aus Höflichkeit oder sagen etwas anderes als wir denken. Ein Mensch mit Demenz hingegen verliert sein Gedächtnis und damit auch die Erinnerung an die gesellschaftlichen Übereinkünfte. Die Hemmungen, die uns zurückhalten, kommen ihm abhanden. Er reagiert also immer direkt und kann sein Verhalten im Nachhinein nicht mehr korrigieren, weil ihm die Fähigkeit, es kritisch zu betrachten, verloren geht. Und so wird ihn auch Ihre Kritik nicht zu einer Verhaltensveränderung veranlassen, sondern ihn nur verunsichern.

Das zu wissen, hilft Ihnen zwar vielleicht nicht, Ihre eigene möglicherweise durch peinliche Situationen entstandene Scham zu überwinden, aber es hilft zu akzeptieren und sich nicht dagegen aufzulehnen, dass ein dementer Mensch anders reagiert, als Sie es tun würden.

Ein weiteres kommunikatives Missverständnis ist, anzunehmen, dass ein dementer Mensch durch seine Handlungen bestimmte Reaktionen provozieren will. Wenn er also z.B. störrisch darauf beharrt, das bekleckerte Kleidungsstück anzubehalten, will er denjenigen, der ihn auffordert, es auszuziehen, ganz bestimmt ärgern. Warum sollte er sonst so widerspenstig sein? Auf die Idee, dass er die Flecken gar nicht zur Kenntnis nimmt und das Kleidungsstück ihm in dem Augenblick so gefällt, dass er es nicht ausziehen will, kommen wir nicht, weil für uns die Flecken ausschlaggebend sind. Für ihn aber ist es sein Wohlbefinden, alles andere ignoriert er.

Seine Auffassung, was wichtig ist und was nicht, verschiebt sich, und das kann gerade im Alltagsablauf zu Problemen führen. Wenn Sie mit Ihrem dementen Angehörigen zusammenleben und weiterhin den Tag so organisieren, wie Sie es gewohnt sind (und er auch), müssen Sie möglicherweise plötzlich damit fertig werden, dass er anfängt, andere Prioritäten zu setzen, dass er also z.B. nur noch essen will, wenn er wirklich Hunger hat. Auf den bisherigen Zeiten zu beharren, könnte zu ständigen Auseinandersetzungen führen, was sollen Sie da tun? Natürlich können Sie das Mittagessen nicht den ganzen Tag warm halten, aber alle anderen Mahlzeiten können Sie vielleicht bereit halten oder es auch zulassen, dass Ihr Angehöriger einen Joghurt isst, obwohl das Mittagessen in einer Viertelstunde serviert werden soll. Mit anderen Worten: Beharren Sie nicht auf den vertrauten Regeln, wenn Sie von Ihrem Angehörigen nicht mehr erinnert werden und er jetzt andere Vorstellungen entwickelt. Wenn Sie auf ihn so weit es für Sie möglich ist eingehen und versuchen, den Tag durch Rituale (Musik beim Aufstehen z.B., gemeinsames Tischdecken, Vorbereitung eines Lieblingstees) „neu“ zu organisieren, werden Sie die Erfahrung machen, dass der Tag zwar anders als vorher, aber möglicherweise genauso strukturiert ablaufen kann.

Muss ich denn wirklich in allem, was nicht mehr reibungslos abläuft, ohne Wenn und Aber auf den Kranken eingehen?, werden Sie sich jetzt wahrscheinlich entnervt fragen. Kann er nicht auch mal auf mich Rücksicht nehmen, auf meine Bedürfnisse? Nicht nur, dass ich auf all seine Eigenwilligkeiten eingehen soll, er dankt es mir nicht einmal, zeigt keine Reaktion, nimmt es einfach nur hin. Was ist er für ein egoistischer Mensch geworden!

Wenn Sie sich bei diesem Gedanken ertappen, sind Sie in die Falle des dritten und wahrscheinlich folgenschwersten Kommunikationsmissverständnisses gegangen: Sie schließen aus seinem Verhalten, dass ein Mensch mit Demenz egoistisch, ja gefühlskalt wird. Dass er sich mehr und mehr in sich zurückzieht und sich Ihnen gegenüber verschließt, erleben Sie als aufkommende emotionale Gleichgültigkeit oder sogar als ein emotionales Abwenden von Ihnen, und Sie sind verständlicherweise verletzt.

Was Sie aber als negative emotionale Reaktion auf sich beziehen, hat mit Ihnen nichts zu tun und ist auch kein bewusst eingesetzter Egoismus. Die Ichbezogenheit eines dementen Menschen erwächst aus seinem zunehmenden Unvermögen, sich selbst und seine Gefühle darzustellen, d.h. aus eigenem Antrieb auf Sie zuzugehen, auf Ihre Gefühle einzugehen und Ihnen seine Gefühle angemessen zu zeigen.

Seine Fähigkeit, Gedanken und Gefühle in Worte zu fassen, nimmt mit fortschreitender Krankheit ab. Abgesehen davon, dass er immer weniger Eigeninitiative entwickeln kann, findet er für das, was er sagen will, nicht mehr die richtigen Worte. Und weil er sich – gerade in der Zeit der beginnenden Demenz – dafür schämt, schweigt er lieber. Es ist also nicht die Gefühlsintensität, die abnimmt, sondern die Fähigkeit, sie durch Worte und Gesten zum Ausdruck zu bringen.

Und insofern müssen die Fragen, die diesen Absatz einleiten, beantwortet werden einmal mit Ja, Sie sollten auf Ihren Angehörigen eingehen, in jeder Situation. Das kommt aber nicht nur ihm, sondern auch Ihnen letzten Endes sehr zugute. Und zum anderen mit Nein, Ihr dementer Angehöriger kann nicht mehr so auf Ihre Bedürfnisse eingehen, wie Sie es sich wünschen. Aber möglicherweise werden Sie erleben, dass er sehr empfindsam, vielleicht sogar empfindsamer als früher auf Ihren Gefühlszustand reagiert. Je weniger er den Sinn Ihrer Worte versteht, desto mehr wird er sich an ihm orientieren und Ihnen z.B. unerwartet mit einer Geste Trost spenden, wenn er fühlt, dass Sie traurig sind. Oder er macht Ihnen ein Kompliment, um sie aufzuheitern. Das sind zwar nur kleine Zeichen der Zuwendung, aber sie wiegen unter den gegebenen Umständen doch so viel wie früher die großen.

Für uns ist es schwer vorstellbar, dass ein Gehirn so geschädigt sein kann, dass komplett andere Sinnzusammenhänge als die uns vertrauten hergestellt werden. D.h., es werden sowohl Dinge als auch Gedanken anders miteinander verknüpft, es werden daraus andere Schlüsse gezogen und es wird sich naturgemäß dann auch anders verhalten. Und doch ist es so: Die Realität eines dementen Menschen unterscheidet sich mehr und mehr von unserer, weil sich, bedingt durch die Krankheit, seine Wahrnehmung der Welt zunehmend verändert.

Es ist, als ob das große Erfahrungs- und Erinnerungspuzzle, das sich im Laufe seines Lebens in seinem Kopf zusammengesetzt hat, jetzt langsam wieder auseinanderfällt. Erst in größere zusammenhängende Stücke, dann in immer kleinere Teile, die in seinem Kopf herumpurzeln und von denen er nicht mehr weiß, wo sie hingehören. Ab und zu macht er noch einmal einen Versuch, einzelne Teile miteinander zu verbinden, und je größer sie noch sind, desto besser gelingt das. Wenn Sie ihn in dieser Phase z.B. darauf aufmerksam machen, dass die Person, nach deren Befinden er sich gerade erkundigt hat, schon lange tot ist, so stutzt er vielleicht. Er kann diese Tatsache aber noch einordnen und verkraften, besonders wenn Sie mit ihm über seine damaligen Lebensumstände ins Gespräch kommen.

Das ändert sich aber, wenn Ihr Angehöriger, um in dem Bild zu bleiben, die Puzzleteile seiner Erinnerungen nicht mehr richtig zusammenfügen kann, sondern sie ineinanderhakt, egal ob sie passen oder nicht: Die Toten werden wieder lebendig, die Lebenden zu Kindern (was wahrscheinlich auch der Grund ist, dass sie nicht mehr erkannt werden), das Wenige, das vom Vergangenen noch erinnert wird, passiert gleichzeitig, nämlich im Augenblick des Darandenkens, also jetzt.

In dieser Situation kann der schnelle Satz: „Aber der ist doch schon lange tot!" große emotionale Verwirrungen auslösen, die noch lange in Ihrem Angehörigen nachwirken können, auch dann noch, wenn der Anlass schon wieder vergessen ist. Wenn Sie stattdessen nachhaken und zum Beispiel fragen: „Du magst ... gern, nicht wahr?" oder „Erinnerst du dich noch, wie ihr beide ...?", dann lenken Sie das Gespräch behutsam vom Tod weg hin zu den positiven Gefühlen, die Ihr Angehöriger mit der von ihm vermissten Person verbindet.

Einen größeren Unterschied zu unserer Wahrnehmung als der, dass Erinnerungen nicht mehr chronologisch und damit in Zusammenhänge eingeordnet, sondern im Augenblick des Darandenkens als Gegenwart er- und durchlebt werden, kann es kaum geben. Und es ist unvermeidbar, dass aus dieser Diskrepanz zwangsläufig Konflikte und Krisen entstehen.

Vermeidbar ist allerdings, dass sich diese Konflikte zuspitzen. Wir tendieren immer wieder dazu, unsere Beurteilungsmaßstäbe an das Verhalten von dementen Menschen anzulegen, oder – noch schlimmer – sie zwingen zu wollen, sich nach ihnen zu richten. Das können sie aber nicht mehr, und da ihnen die Worte fehlen, sich dagegen zur Wehr zu setzen, fühlen sie sich in die Enge getrieben und reagieren gegebenenfalls mit Abwehr oder sogar Aggression. Diese elementare Reaktion entspricht der, wie Kinder reagieren würden. Und in solchen Situationen auf sie einzugehen, wie man es bei Kindern tun würde, nämlich beruhigend und beschwichtigend, ist bestimmt nicht unangemessen – wenn man nicht vergisst, dass man es mit Erwachsenen zu tun hat.

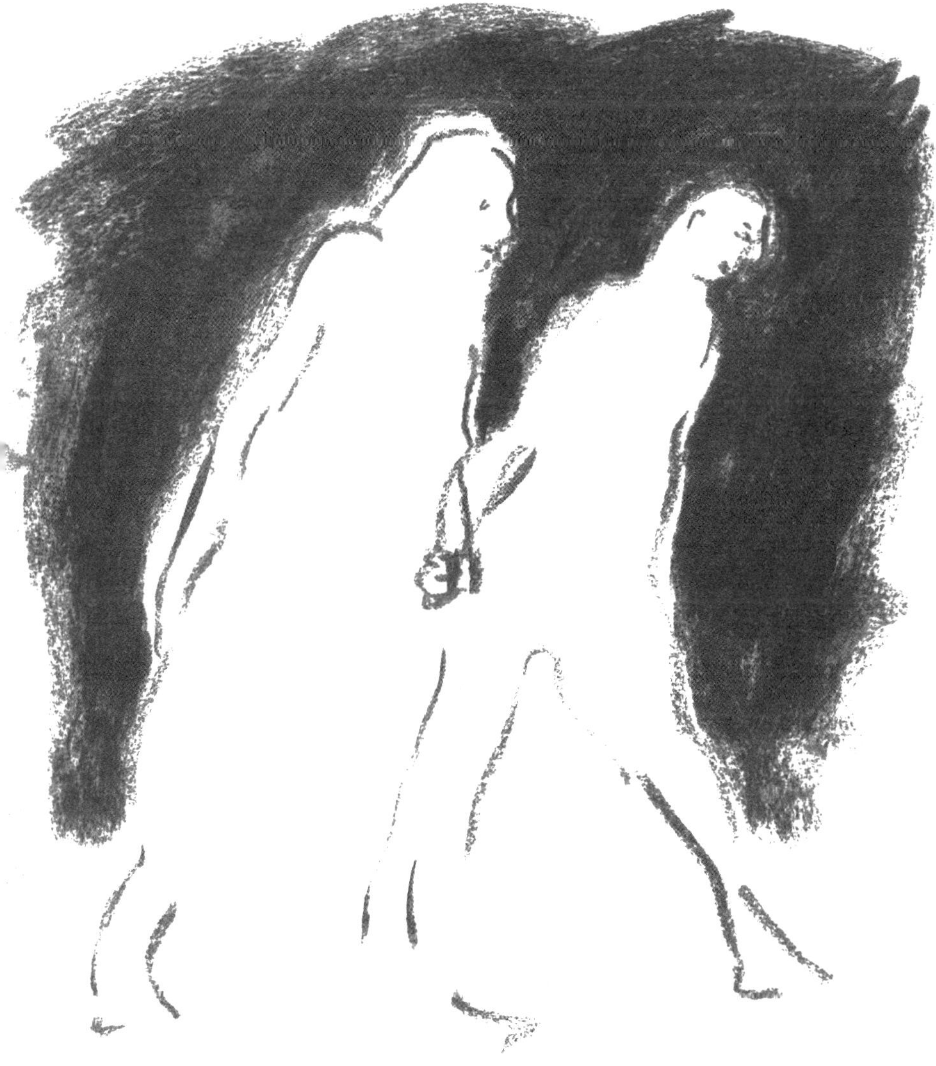

Wahrheit ist immer subjektiv

Als meine Mutter anfing, mit so ziemlich jedem, der in ihre Nähe kam, Kontakt aufzunehmen oder stehen zu bleiben, um laut einen Kommentar zu der Person abzugeben, konnte ich die Komik dieser Situationen erst einmal überhaupt nicht würdigen. So ging sie zum Beispiel auf eine korpulente Dame zu, legte ihr die flache Hand auf den Bauch und sagte: „Sie sind zu dick, Sie müssen weniger essen." Mit hochrotem Kopf murmelte ich verlegen eine Entschuldigung, die die Dame, deren Gesicht sich inzwischen auch rot gefärbt hatte, aber nicht annahm, sondern schnaubend davonstapfte.

Und als meine Mutter einer anderen Dame hinterherschickte: „Die hat den Leuten das Geld aus der Tasche gezogen und ist damit reich geworden", war ich froh, dass die Dame entweder schwerhörig war oder den Kommentar nicht auf sich bezog, denn sie blieb gottlob nicht stehen.

Meine Beschämung wurde auch durch eine gewisse Routine nicht weniger. Es nutzt ja nichts zu wissen, dass demente Menschen jegliche Konventionen mangels Erinnerung an sie hinter sich lassen und daher durchaus auch das aussprechen – sofern sie dazu noch in der Lage sind –, was wir Normalen uns nur zu denken getrauen. Und so verlegte ich unsere Spaziergänge zunehmend auf ruhigere Wege und versuchte sie abzulenken, wenn ein anderer Spaziergänger am Horizont auftauchte.

Ohne dass es mir damals bewusst war, wandte ich zum ersten Mal ein „Gesetz" an, das mir die Kommunikation und den Umgang mit meiner Mutter bis heute immer wieder erleichtert: Wann immer es brenzlig wurde, ob für sie oder für mich, übernahm ich, aus dem Hintergrund agierend, die Regie.

Besondere Bedeutung erhielt es, als die Diskrepanz zwischen dem, was meine Mutter noch leisten konnte, und dem, was an Anforderungen an sie gestellt wurde, nicht mehr überbrückt werden konnte. Durch den Umzug in ein Seniorenstift schuf sie sich zwar einen Schutzraum, sie erhielt ein warmes Essen, und da es auch einen kleinen Laden gab, musste sie zur Versorgung das Haus nicht mehr verlassen. Auch lernte sie nette Menschen kennen und genoss gemeinsame Spaziergänge und Unternehmungen. Aber die inneren Verunsicherungen, Ängste und Überforderungen verschwanden nicht, wie sie es sich wohl erhofft hatte, sondern bedrängten sie immer mehr.

Nach ungefähr einem Jahr stellten sich, ich vermute durch den zunehmenden Stress, die scheinbare Normalität aufrechtzuerhalten, Halluzinationen bei ihr ein. Ob es Träume waren, die sie als real ansah, ob es Auswirkungen von Medikamenten waren, ob es im klinischen Sinne Wahnvorstellungen waren, die das den demenziellen Veränderungen unterworfene Gehirn produzierte, weiß ich nicht. Sie stürzten meine Mutter in große Verwirrung, als sich zum Beispiel zwei Bauarbeiter in ihrem Schlafzimmer breit machten, um zu frühstücken und sie nicht aufstehen konnte; sie bescherten ihr einige Tage lang Gefährten wie die nur für sie sichtbare Katze, die sie streichelte und mit kleinen Bissen fütterte; sie lösten furchtbare Ängste aus, als sie, möglicherweise aus Kriegserinnerungen hervorgeschwemmt, dreißig Kinderleichen in einem Nebenzimmer wähnte.

Und sie beschäftigten sie über Tage mit Lebensanforderungen, denen sie in ihrem früheren Leben nie ausgesetzt war. So eröffnete sie mir eines Tages, dass im Wohnstift eine Direktorenwahl bevorstehe und man sie als Kandidatin vorgeschlagen habe. Bei unseren Spaziergängen fragte sie von nun an alle darüber sehr verblüfften Leute, ob sie sie schon gewählt hätten. Als sich für sie abzeichnete, dass sie wohl gewählt werden würde, überlegte sie sich, dass sie ja eine Rede halten müsse. Am nächsten Tag traf ich sie über einem Fetzen Papier sitzend an. Sie war dabei, ihre Antrittsrede aufzuschreiben: „Liebe Mitbewohner und Mitbewohnerinnen, wie Sie ja alle wissen, habe ich eine Vorliebe für Schuhe. Das ist zwar teuer, aber irgendeinen Knall muss jeder haben."

Hatte ich da schon Mühe, die Fassung zu wahren, so fiel mir dies einige Tage später noch viel schwerer. Allerdings waren es diesmal Tränen des Mitgefühls, die ich mühsam hinunterschlucken musste. Meine Mutter stand mitten im Zimmer, hatte den BH über die Bluse gezogen und ihr Nachthemd zur Hose umfunktioniert, indem sie mit einem Bein in einen Ärmel gestiegen war und den Halsausschnitt so weit aufgerissen hatte, dass er um ihre Taille passte. Völlig verzweifelt sagte sie mir, dass sie das Amt nicht übernehmen könne, sie hätte sich überschätzt, was solle sie jetzt nur tun? Ich bot ihr an, mit dem jetzt noch amtierenden Direktor zu reden, ich könne ihm ja sagen, dass sie doch zu krank sei für das Amt und dass man doch bitte die Wahl wiederholen solle. Ihr Gesicht hellte sich auf, und als ich nach drei auf dem Flur vor ihrem Zimmer verbrachten Minuten zurückkam und ihr sagte, dass ich den Direktor auf dem Flur getroffen hätte und der vollstes Verständnis habe, eine Wahlwiederholung sei überhaupt kein Problem, atmete meine Mutter tief durch und erwähnte das Thema nie wieder.

Ohne darüber nachzudenken, hatte ich mich mit allem, was ich tat und sagte, in ihre Realität begeben. Von außen gesehen, hatte ich sie „belogen". Aber meine Wahrheit war ja nicht ihre. Um erst die Freude mit ihr teilen und später die Situation entschärfen zu können, musste ich mich auf ihre Sichtweise und ihre Gefühlswelt einlassen. Eines hatte ich, zum Teil für uns beide schmerzhaft, gelernt: Wann immer ich auf meiner Wahrheit beharrte, vergrößerte ich ihre Irritation und Verunsicherung und damit ihre Ängste. Es fiel mir wie Schuppen von den Augen. Nicht die Situation war ausschlaggebend, sondern die Ängste und Überforderungen, denen meine Mutter durch die Situation ausgeliefert war. Ich musste versuchen, sie zu erspüren, auf sie musste ich reagieren. Und so warf ich die Bauarbeiter, die sich bei meiner Mutter breitgemacht hatten, lautstark hinaus und sicherte ihr zu, dass ich ein Bestattungsinstitut anrufen würde, das die Eltern der Kinder benachrichtigen und die Leichen wegbringen würde. Auch wenn es den Nöten meiner Mutter nicht angemessen war, so gab es mir auch ein befriedigendes Gefühl, erst eine beruhigende Lösung zu finden und dann zu beobachten, wie die Probleme, die sie lange beschäftigt hatten, im Vergessen verschwanden.

Einige Empfehlungen zur Krisenbewältigung

Menschen mit Demenz sind schnell überfordert

Das gilt auch für die Anfangsphase der Demenz, in der diese Überforderung noch nicht sichtbar wird. Wenn Sie Ihrem Angehörigen etwas Gutes tun und ihn zum Beispiel ins Café oder Theater einladen wollen, er dies aber lieber nicht machen will, dann überreden Sie ihn nicht. Für ihn bedeutet beides, dass er sich in einer fremden Umgebung zurecht finden muss (wo ist die Toilette? wie finde ich wieder zurück?) und möglicherweise auf Bekannte trifft, an deren Namen oder Gesichter er sich nicht mehr erinnern kann. Das ist nicht nur peinlich für ihn, es löst auch

Ängste in ihm aus und vergrößert unter Umständen die Verwirrung. Wenn Sie stattdessen vorschlagen, Freunde zum Kaffee in die Wohnung einzuladen oder die Fernsehübertragung einer Opernaufführung zum Anlass nehmen, den Abend besonders zu gestalten, können Ängste erst gar nicht aufkommen.

Der Umgang mit Menschen mit Demenz erfordert sehr viel Geduld

Alles geht viel langsamer, Handlungen werden mittendrin abgebrochen, weil plötzlich etwas anderes wichtiger geworden ist, und wenn Ihr Angehöriger etwas in dem Augenblick nicht machen will, in dem es Ihnen nötig erscheint, kann er das ja nicht ausdrücken. Er weigert sich einfach. Manchmal ist diese Verweigerung auch ein Ausdruck der Selbstbestimmung, die einzige Möglichkeit zu sagen: Ihr schreibt mir so viel vor, verfügt über mich, aber ich bin auch noch da und habe einen eigenen Willen.

Wenn es zu dieser Konfrontation kommt, brechen Sie ab und versuchen es in fünf Minuten noch einmal. Im besten Fall hat Ihr Angehöriger dann seine Weigerung vergessen und kommt Ihrer Bitte nach. Wenn aber nicht, ärgern Sie sich nicht, sondern probieren Sie es später noch einmal oder gar nicht mehr.

Lassen Sie, wenn Sie auf großen Widerstand stoßen, einfach fünfe gerade sein. Vergegenwärtigen Sie sich, dass nicht Ihr dementer Angehöriger Druck auf Sie ausübt, sondern Sie selbst es sind. Gehen Sie mit den Ansprüchen, die Sie an sich, die Sauberkeit Ihres Angehörigen, der Wohnung usw. stellen, ins Gericht, werfen Sie das über Bord, was Sie in Ihrer Zeiteinteilung überfordert. Wenn Sie sich ärgern, überträgt sich Ihr Stress auf Ihren dementen Angehörigen, macht ihn unruhig, sogar aggressiv. Mit dem Fortschreiten der Krankheit orientiert er sich immer weniger an dem, was Sie sagen, sondern mehr daran, wie Sie es sagen: Zugewandt oder genervt, ruhig oder aufgebracht.

Widerspruch ist von Anfang an ein großes Problem

Schon in der Anfangsphase der Demenz kann der Demenzbetroffene unter Druck geraten, wenn er einer Diskussion nicht mehr folgen kann, oder, was noch schlimmer ist, wenn er auf Widerspruch stößt, dem er sich nicht gewachsen fühlt. Auch wenn er die Widerworte noch sinngemäß versteht, so fühlt er sich doch unterlegen, weil ihm die Worte fehlen, um seine Meinung zu verteidigen. Dass er sich nicht mitteilen kann, setzt ihn unter großen Stress, was wiederum die Symptome der Demenz verstärkt, also z. B. Inkontinenz auslöst oder Aggressionen, die allerdings wieder verschwinden, wenn die Krisensituation bereinigt ist. Auch wenn es bestimmt nicht immer einfach ist, so empfiehlt es sich doch nachzugeben, um die Situation zu entschärfen.

Bei fortgeschrittener Krankheit, wenn den Demenzbetroffenen der Sinn des Gesagten nicht mehr erreicht, reagiert er auf die Satzmelodie. Ist sie unwirsch, anklagend oder vorwurfsvoll? Dann fließen unter Umständen sofort die Tränen, ein anderes Ausdrucksmittel, um seine Betroffenheit zu zeigen, hat er nicht mehr.

Um eine solche Reaktion zu vermeiden, ist jede Umformulierung recht. Statt also zu sagen: „Das geht jetzt nicht“, hilft schon ein „Das machen wir später, okay?“ Auch hier ist Phantasie gefragt.

Grundsätzlich gilt: Wenn Sie Ihren Angehörigen ruhig, ihm zugewandt und trotzdem bestimmt ansprechen, haben Sie gute Karten. Und bitte bedenken Sie: Launen darf jeder mal haben.

Eskaliert die Situation aber doch so, dass Sie Ihre Tränen oder Wut nicht mehr unterdrücken können, verlassen Sie lieber das Zimmer, rufen jemanden an, trinken einen Tee oder schieben Ihre Lieblings-CD ein.

Mit anderen Worten: Nehmen Sie sich Ihr vermeintliches „Versagen“ auf keinen Fall übel, auch nicht, wenn Ihnen doch einmal unbeherrschte Worte oder Reaktionen unterlaufen sind! Sie tun, was Sie können, Sie bemühen sich nach Kräften, aber es kann nicht immer alles problemlos ablaufen.

Die Körperpflege und die Toilettengänge können Gefahrenpunkte werden

Das alles ist leicht gesagt, aber unter Umständen sehr schwer getan, dann nämlich, wenn sich im alltäglichen Ablauf Gefahrenpunkte ergeben, die immer wieder zu Konfrontationen führen. Die Generation unserer Eltern ist noch mit einem starken Schamgefühl aufgewachsen. Die eigene Nacktheit in Anwesenheit eines anderen Menschen, mag er noch so vertraut sein, ist für sie schon kaum auszuhalten, und dann sollen sie sich auch noch an den intimsten Stellen anfassen lassen? Unmöglich! Männer sind in dieser Hinsicht oft noch empfindlicher als Frauen und können daher schnell aggressiv werden. Da ist dann unter Umständen sehr viel Fingerspitzengefühl von Ihnen gefordert, um die Zustimmung Ihres Angehörigen zu erhalten. Ein Weg ist, alle Tätigkeiten vorher laut anzusagen und es so lange beim Hände- und Gesichtwaschen zu belassen, bis eine Vertrautheit in der Situation hergestellt ist, die weitere Berührungen zulässt.

Noch heikler, darauf haben wir ja schon hingewiesen, ist der Toilettengang. Ihr Angehöriger wird, so lange er sich noch allein bewegen kann, versuchen, damit allein zurechtzukommen, auch dann noch, wenn er die Abläufe nicht mehr koordinieren kann. Es ist bestimmt nicht jedermanns Sache, z.B. gebrauchte Inkontinenzhosen zwischen der sauberen Wäsche zu finden (die dort einzig aus dem Grund abgelegt wurden, weil in dem Moment dieser Platz als der richtige erschien). Und so würde sich hier, zumal zu diesem Zeitpunkt die Demenz schon in ihre zweite Phase eingetreten ist, vielleicht ein Umzug in eine Wohngruppe empfehlen (siehe dazu die Anmerkung „Umzug in eine Wohngruppe“).

Die Einstellung zur Sexualität kann sich ändern

Besonders bei dementen Männern kann es vorkommen, dass die Sexualität wieder aktiviert wird. Da Hemmungen immer mehr wegfallen, kann es passieren, dass sie Wünsche äußern, die trotz größter Zuneigung nicht erfüllbar sind. Daraus können große Spannungen entstehen, der Aggressionspegel kann so ansteigen, dass schon kleine Alltagswidrigkeiten zu Auseinandersetzungen führen. Sollten Sie mit dieser Problematik konfrontiert sein, zögern Sie nicht, mit Ihrem Arzt darüber zu sprechen, um sich beraten zu lassen oder eventuell das Problem medikamentös zu beheben.

Auch Verwandte oder Freunde können Krisen heraufbeschwören

Die nämlich, die mit dem Zeigefinger auf den Kaffeefleck auf der Jacke Ihres von Ihnen betreuten Angehörigen zeigen und mit vorwurfsvoller Stimme fragen, wieso die Jacke noch nicht gesäubert sei. Bevor Sie sich auf einen Streit mit ihnen einlassen, geben Sie Ihnen dies Buch zu lesen oder weisen Sie sie auf die Informationsmöglichkeiten hin, die am Ende dieses Buches aufgelistet sind. Wenn das nicht hilft, ist es schon eine Überlegung wert, ob das Verständnis von Sympathie und Freundschaft dieser Leute nicht ein ganz anderes ist, als Sie erwarten können.

Wichtig ist, und das gilt für alle hier aufgeführten Krisensituationen, dass Sie die Initiative behalten! Dass Sie also nicht in eine permanente Überforderung rutschen, die Sie so mutlos werden lässt, dass Sie vielleicht nicht mehr die Kraft zu einer Veränderung Ihrer Situation aufbringen. Nehmen Sie sich immer wieder die Zeit, über sich und ihre Lebenssituation nachzudenken, und haben Sie den Mut, sie zu ändern, wenn Sie sie nicht mehr bewältigen können.

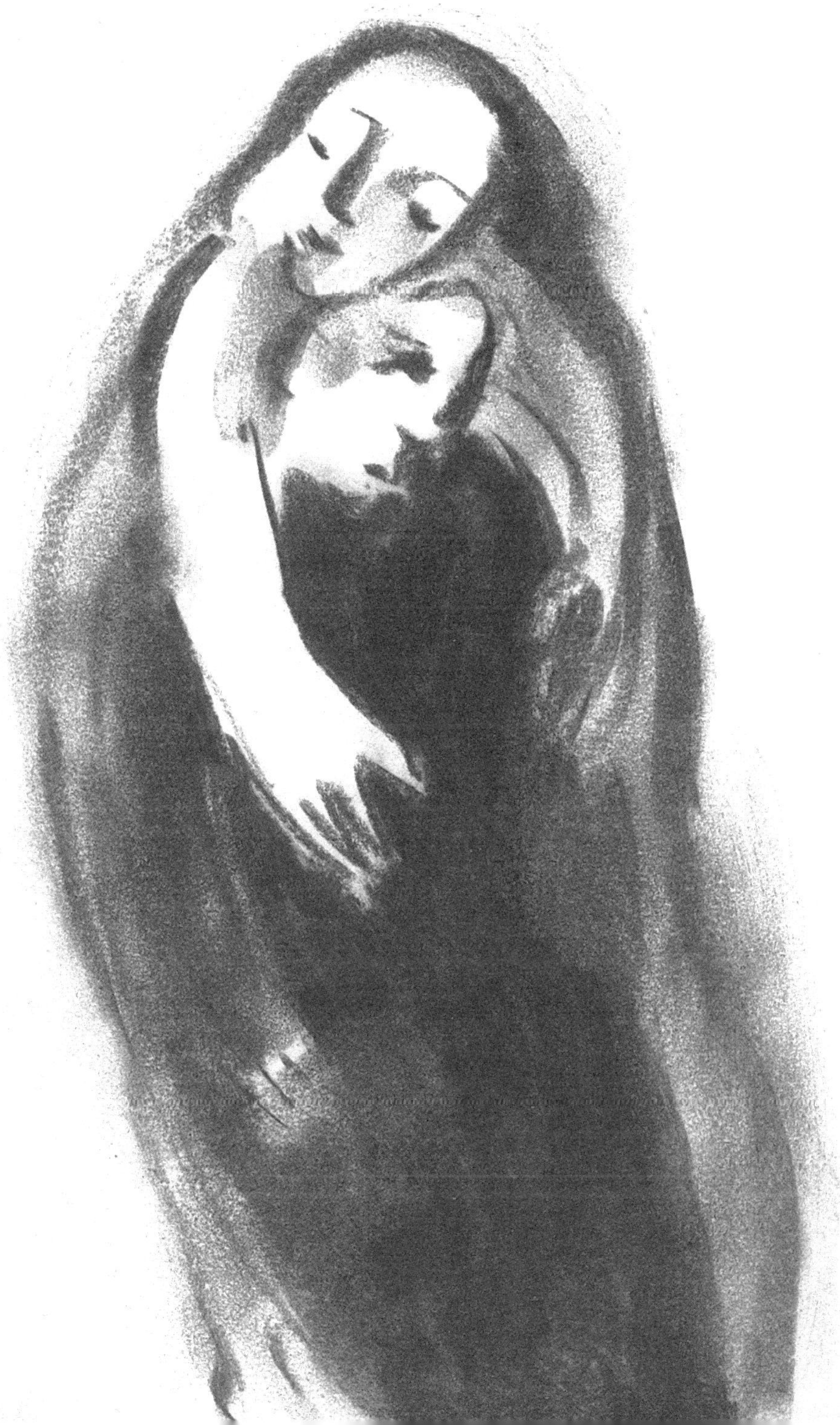

Körperliche Berührung

Seit zwei Jahren wohnt meine Mutter nun in einer Demenzwohngruppe in einem Pflegeheim. Bei einem Sturz hatte sie sich die Nase gebrochen, und so konnten meine Schwester und ich ihren Krankenhausaufenthalt dazu nutzen, den Umzug in die Wege zu leiten. Ihre kleine Wohnung im Seniorenstift, an der sie sehr hing, hat sie nie mehr erwähnt und schien sie auch nicht zu vermissen. Ich hatte das Gefühl, dass sie erleichtert war, endlich alle Verantwortung abgeben zu können. Zum ersten Mal in ihrem Leben achtete sie beim Essen nicht auf ihre Figur, sondern aß, was und so viel ihr schmeckte. Sie ließ sich gehen, kommentierte das auch ironisch, genoss es aber ganz offensichtlich. Und machte auch mich damit glücklich, denn ich interpretierte es als Ausdruck des Wohlbefindens.

In den ersten Tagen der Eingewöhnung war sie zwar sehr unruhig und verwirrter als sonst. Aber die schweren Halluzinationen traten immer seltener auf, und bald akzeptierte sie ihre neue Umgebung, was daran zu erkennen war, dass sie versuchte, die Menschen, mit denen sie nun zusammenlebte, einzuordnen. So fragte sie explizit nach dem Namen eines neuen Mitbewohners, um sich zu vergewissern, dass sie sich nicht verhört hatte. Er hatte nämlich den gleichen Nachnamen wie ihre Freundin. Irritiert schaute sie ihn an. „Was machen Sie hier? Sind Sie etwa bei Käthe ausgezogen?“ Der Mann zuckte hilflos mit den Schultern und verstand nur Bahnhof. „Sie können Käthe doch nicht einfach so verlassen!“ Ihre Empörung war auch dadurch nicht zu dämpfen, dass ihre Freundin ihr versicherte, dass es sich nicht um ihren Ehemann handelte. Jedes Mal, wenn sie ihn sah, fing sie an zu schimpfen. Die Situation eskalierte, als er von seiner Tochter Besuch bekam und meine Mutter den liebevollen Umgang zwischen Vater und Tochter beobachtete. Laut rief sie der Tochter zu: „Sie haben hier nichts zu suchen! Verschwinden Sie!" Und zu mir sagte sie: „Jetzt lässt er sich hier auch noch von seiner Geliebten besuchen. Das ist doch unerhört!" Es dauerte noch ein paar Tage, bis die Namensgleichheit im Loch des Vergessens versank und kein Thema mehr war.

Immer mal wieder war es ihr aber auch ein Anliegen, sich von ihren Mitbewohnern abzusetzen. Einmal erzählte sie mir: „Gestern wurde Musik gemacht, und da hat mich ein Mann aufgefordert. Wir haben zusammen Walzer getanzt, da haben alle anderen vor Wut gekotzt."

„Die haben vor Wut gekotzt? Warum das denn?"

„Na, weil statt Kasper endlich mal Mozart gespielt wurde."

Obwohl sie oft desinteressiert wirkte an dem, was um sie herum vor sich ging, ließ sie doch immer wieder auf überraschende Weise erkennen, dass sie viel mitbekam. Während eines Geburtstagskaffees kam z. B. eine Dame aus einer anderen Wohngemeinschaft vorbei, blieb stehen und betrachtete sehnsüchtig die große Torte. Widerwillig entschloss sie sich dann aber doch weiterzugehen und wünschte allen einen guten Appetit. Da schoss es aus meiner Mutter heraus: „Dabei zerreißt es sie vor Eifersucht."

Genauso wie sie ihre Ablehnung gegen ihr unangenehmes Verhalten ihrer Mitbewohner lautstark zum Ausdruck bringen kann, ist es auch vorgekommen, dass sie sie zum gemeinsamen Ungehorsam aufrief, wie es eines Mittags geschah, als sie aufstand und sagte: „Alle mal herhören. Nehmt auf keinen Fall eure Medikamente ein. Die sind giftig."

Und selbst als ihre Demenz schon ins zweite Stadium übergegangen war, hat sie noch Anteilnahme gezeigt. Ihre Tischnachbarin hatte sich den Arm gebrochen. Es ging ihr sehr schlecht, was sie durch lautes Wimmern und ruckartige Bewegungen zum Ausdruck brachte. Da legte meine Mutter ihre Hand auf den Arm ihrer Nachbarin und sagte: „Mit einer halben Zigarre geht alles viel besser."

Nach einem längeren Krankenhausaufenthalt, bei dem sie wohl schon an der Tür zum Jenseits angeklopft hat, hatte sie selbst Anteilnahme nötig, aber eine halbe Zigarre hätte ihr kaum geholfen. Sie hatte schwere Atemnot, rief ohne Pause laut um Hilfe, und da Sauerstoffzufuhr nicht half, brachte ich sie ins Krankenhaus. Am Abend schien sich die Situation zu entspannen. So fuhr ich nach Hause, wurde aber am frühen Morgen wieder zurückgerufen. Ich verbrachte den Tag und die Nacht bei ihr, der Abstand zwischen den Atemzügen schien immer länger zu werden – bis sich gegen Morgen ihre Atmung plötzlich beruhigte. Aber sie war noch nicht ansprechbar. Erleichtert rief ich meinen Mann an und sagte ihm, dass sie dem Tod noch einmal von der Schippe gesprungen sei. Zwei oder drei Tage, nachdem sie wieder in ihrem Zimmer in der Wohngruppe war, sagte sie plötzlich zu mir: „Ich bin von der Schaufel gesprungen." Erst auf dem Nachhauseweg stellte ich einen Zusammenhang zu meinem Telefonat her, und ich schwor mir, nie mehr in ihrer Gegenwart über sie zu reden.

Nach diesem Krankenhausaufenthalt war sie noch tagelang außerordentlich traurig und weinte sehr viel. Einmal, in einer der wenigen klaren Momente, die es immer wieder gibt, sagte sie sogar: „Die Tränen kommen, ohne dass ich es will." Dass sie im Krankenhaus mit dem Tod die Klinge gekreuzt hatte, wusste sie nicht mehr. Aber die Aufregungen, die Kraftanstrengung, die tiefe Verunsicherung durch die fremde Umgebung und die damit verbundenen Ängste wirkten noch länger als – so stelle ich es mir vor – diffuse Stimmung in ihr fort, ohne dass sie sie dem vergangenen, inzwischen vergessenen Ereignis zuordnen konnte. In dieser Zeit kam es häufiger vor, dass auch Ablenkungsmanöver die Tränen nicht zum Versiegen brachten. Auf eines allerdings reagierte sie immer: auf körperliche Berührung. Wenn ich ihre Hand nahm und sie drückte, breitete sich ein kleines Lächeln unter dem Tränenstrom auf ihrem Gesicht aus. Wenn ich sie in den Arm nahm, entspannte sich ihr Körper, und ich spürte, wie sich ihr Niedergedrücktsein fast ohne Übergang in Wohlgefühl und Hingabe an die Zuwendung verwandelte.

Seit diesem Erlebnis achte ich darauf, dass ich sie mit einer Umarmung begrüße, ihr den Arm um die Schultern lege, wenn wir nebeneinander sitzen, ab und zu über ihren Rücken streiche, ihre Hand halte und sie ganz bestimmt auch wieder umarme, bevor ich gehe. Möglicherweise liegt es an dieser aus meiner Sicht wieder neu gewonnenen Zärtlichkeit zwischen uns, dass sie mich bisher auch nach längeren Abwesenheiten immer erkennt und mich auch sofort bei meinem Namen nennt.

Nachdem sie ihr Fremdheitsgefühl gegenüber dem Pflegepersonal verloren hatte, nahm sie auch deren Berührungen gerne an. Von einem der Pfleger erfuhr ich, dass sie ihr Bedürfnis nach Nähe auch ganz konkret zum Ausdruck brachte. Er erzählte mir, dass sie eines Tages zu ihm gekommen sei und gesagt habe, dass sie mal wieder einen Mann brauche. Seine Überraschung über diesen „Angriff" und auch sein Schmunzeln darüber konnte er gut hinter seiner Antwort, dass er doch noch zu arbeiten habe, verstecken. Am Abend, als er ihr beim Zubettgehen half, legte sie sich, entgegen ihrer sonstigen Gewohnheit, sofort ins Bett. Sie rutschte auf die Seite, sah ihn von oben bis unten an und sagte: „Nun mal raus aus den Schuhen!" Als er antwortete, dass das leider nicht möglich sei, er müsse auch die anderen Bewohner noch zu Bett bringen, nickte sie, drehte sich um und schlief ein.

Umzug in eine Wohngruppe – der richtige Weg?

Vielleicht überlegen Sie gerade, diesen Abschnitt zu überspringen, weil es für Sie nicht infrage kommt, Ihren Angehörigen in fremde Hände zu geben. Oder weil Ihnen Bilder durch den Kopf gehen von Heimen, in denen die Bewohner „aufbewahrt" statt betreut werden. Oder auch weil Sie glauben, dass sich Ihr Angehöriger eine wirklich gute Unterbringung sowieso nicht leisten kann. Alle drei Argumente haben ihre Berechtigung. Und doch möchten wir Sie auffordern, sie hier einmal infrage zu stellen. Uns geht es dabei nicht um die Klärung organisatorisch-sachlicher Faktoren, sondern um die Gefühle, die Ihre Überlegungen und Entscheidungen beeinflussen.

Die Betreuung seines Angehörigen in fremde Hände zu geben, also Hilfe in Anspruch zu nehmen oder einen Umzug in eine Wohngruppe einzuleiten, hat sicherlich für die Kinder von Demenzbetroffenen einen anderen Stellenwert als für deren Partner. Einmal wohnt der alleinlebende Elternteil im Normalfall bei Ausbruch der Demenz in einer anderen Wohnung. Daher erfolgt die Einbeziehung von Hilfe von außen schon von vornherein schneller, um die bestehende Situation länger aufrechterhalten zu können. Auch die emotionale Bindung ist in der Regel eine andere. Alle Entscheidungen, die darauf hinauslaufen, einen Teil oder sogar die gesamte Betreuung abzugeben, fallen wahrscheinlich Partnern ungleich viel schwerer. Abgesehen von allen anderen Gründen mag der, dass man zusammenlebt, zunächst noch als vorteilhaft angesehen werden. Schließlich hat man die Hausarbeit bisher gut bewältigt, da bleibt auf jeden Fall genug Zeit übrig für eine intensivere Betreuung. Warum also Hilfe in Anspruch nehmen? Fremde Leute in die Wohnung lassen, die doch auch Schutzburg ist, und sich womöglich noch mit ihnen herumärgern müssen? Oder gar einen Umzug in eine fremde

Umgebung erwägen, wo doch eigentlich noch alles ganz gut läuft? Nein, auf keinen Fall!

So Respekt gebietend bedingungslose Aufopferung auch ist, ihre Zielsetzung, seinem dementen Angehörigen die optimale Lebenssituation zu bieten, könnte ins Gegenteil umkippen, wenn sie mit kontinuierlich wachsenden Anforderungen bis hin zur Überforderung einhergeht. Die Erfahrung zeigt, dass es fast nicht möglich ist, aus eigenem Antrieb aus dem Teufelskreis der permanenten Überforderung herauszukommen. Überfordert zu sein, bedeutet, keine Reserven mehr zu haben. Keine Zeitreserven außerhalb der eingefahrenen Routine und keine Kraftreserven, um die Routine zu durchbrechen und die Situation zu ändern. Das Leben reduziert sich auf ein Laufen im Rad wie ein gefangen gehaltener Hamster, und Schlaf kann die Erschöpfung nicht mehr ausgleichen. Ohne dass es so richtig ins Bewusstsein dringt, steht die Bewältigung des Haushaltes plötzlich im Mittelpunkt allen Tuns, alles muss schnell gehen, damit der Tagesablauf einigermaßen funktioniert. Für Muße und Ruhe ist keine Zeit mehr übrig.

Die Folgen dieser fatalen Lage bleiben natürlich auch Ihrem dementen Angehörigen nicht verborgen. Sie werden ihn u.U. sehr belasten, weil er sich an der Situation schuldig fühlt und glaubt, die Schuld nicht mehr abtragen zu können. Auch im fortgeschrittenen Stadium der Krankheit spürt er die permanente Überforderung derer, die um ihn sind. Seine Reaktionen darauf kann er dann allerdings nicht mehr kontrollieren, er kann sie nicht mehr dosieren. Seine mögliche Verzweiflung bringt er direkt zum Ausdruck, durch Inkontinenz z.B. oder durch Renitenz, durch vermehrtes Weinen oder Rückzug in sich selbst. Das alles sind Reaktionen, die auf die Dauer für beide Seiten sehr belastend und schwer erträglich sind und die Situation noch schwieriger machen.

Aber so weit muss es nicht kommen. Und, möchten wir hinzufügen, so weit darf es nicht kommen, denn Ihre eigene Gesundheit steht auf dem Spiel.

Wenn Sie körperliche Erschöpfungsanzeichen wie Kopfschmerzen oder Niedergeschlagenheit nicht wegdrücken, wenn Sie auf Ihre innere Stimme hören, die immer öfter sagt: „Eigentlich möchte ich mal wieder längere Zeit mein eigener Herr sein“ oder „eigentlich habe ich keine Kraft mehr“, dann ist der erste Schritt hin zur Entspannung schon getan. Wenn Sie dann den Mut aufbringen, – denn Mut gehört dazu! –, sich einzugestehen, dass Sie es nicht mehr allein schaffen und dieses Eingeständnis nicht als Zeichen von Schwäche ansehen, haben Sie den zweiten Schritt hinter sich. Den dritten haben Sie gemacht, wenn Sie das Durchsetzen Ihres Bedürfnisses nach freier unabhängiger Zeit nicht mehr mit Liebesentzug Ihrem Angehörigen gegenüber gleichsetzen. Und befreit haben Sie sich, wenn Sie erkennen, dass die Inanspruchnahme von Hilfe – und damit ist alles von Nachbarschaftshilfe über Betreuungsgruppen bis hin zu einem Tages- oder Heimpflegeplatz gemeint – nicht nur Ihnen nutzt, sondern auch und zu allererst Ihrem Angehörigen zugutekommt. Endlich ist für Sie beide wieder Zeit übrig für das, was Ihre Beziehung zueinander ausmacht, und die so wichtigen kleinen Zeichen der Zuneigung und Liebe gehen nicht mehr unter in der Routine. Dies gilt für die gewonnene Zeit in den eigenen vier Wänden, aber natürlich noch mehr für den Umzug in eine Wohngruppe.

Den Begriff Wohngruppe haben wir ganz bewusst gewählt. Er steht für das Wohnen in einer betreuten Wohngemeinschaft, entweder in einem Heim oder auch privat organisiert. Wir halten es für die beste Form des Zusammenlebens für Demenzbetroffene außerhalb der Familie. In Wohngruppen wohnen die dementen Menschen in Einzel- oder Zweibettzimmern, die mit ihren Möbeln ausgestattet werden können und die direkt mit den Gemeinschaftsräumen verbunden sind. Die Tür zur „Außenwelt“ ist schwer zu öffnen, so leben sie geschützt, können sich in den Räumen (und vielleicht auch in einem in sich geschlossenen Garten) aber frei bewegen. Sie haben untereinander Kontakt und befinden sich ständig in einem Umfeld, das mit ihrer Krankheit vertraut ist.

Neue Pflegeheime werden in der Regel nach diesem Betreuungskonzept gebaut, und auch ältere versuchen zunehmend, sich diesem Konzept anzunähern. Vor allem in größeren Städten haben sich schon unabhängige Wohngemeinschaften gebildet, in denen die dementen Menschen von ambulanten Pflegediensten und den Angehörigen in wechselnden Schichten rund um die Uhr betreut werden.

Es ist also einiges in Bewegung geraten. Aber natürlich ist der persönliche Eindruck immer noch die solideste Grundlage für die Entscheidung, ob Ihr Angehöriger gut untergebracht sein wird. Leider gibt es immer noch Heime, in denen einzuhaltende Regeln wichtiger sind als die Bedürfnisse der Bewohner oder in denen zu wenig Personal überfordert ist. Nehmen Sie ruhig eine größere Entfernung zu Ihrem Wohnort in Kauf, wenn Ihr Eindruck dort besser ist. Auch wenn Sie Ihren Angehörigen häufig besuchen wollen, so verbringt er in der Einrichtung viele Stunden ohne Sie. Und gerade dann soll es ihm doch auch gut gehen.

Nur wie soll man denjenigen, auf den es hier am meisten ankommt, dazu bringen, seine Widerstände, die ja bestimmt noch größer sind als die eigenen, aufzugeben? Bedingt durch die Demenz sind seine Ängste vor der fremden Umgebung und den fremden Menschen so groß, dass er sich mit aller Macht dagegen stemmen wird, die eigene Wohnung zu verlassen.

Daher ist es, wie wir es schon beim ersten Arztbesuch beschrieben haben, nötig und wahrscheinlich sogar unumgänglich, ihrem Angehörigen mithilfe einer kleinen Notlüge eine Brücke zu bauen. Bedenken Sie, dass selbst wir gesunden Menschen oft erst dann von einer Sache überzeugt sind, wenn wir sie am eigenen Leib erfahren haben. Der kleine Trick dient dazu, Ihrem Angehörigen diese Erfahrung möglich zu machen.

Wichtig ist vor allem, dass Ihr Angehöriger das Gefühl behält, dass alle Veränderungen rückgängig zu machen sind. Daher empfiehlt es sich, schrittweise vorzugehen und die Wohnungsauflösung wenn irgend möglich erst dann vorzunehmen, wenn der Umzug erfolgreich vollzogen ist.

Haben Sie einen Pflegeplatz gefunden, bietet ein längerer Urlaub, den Sie sich doch gern einmal wieder leisten wollen, eine notwendig gewordene Kur, ein Besuch bei weiter weg wohnenden Freunden oder Verwandten einen guten Vorwand, den Umzug in Angriff zu nehmen. So einen Wunsch kann Ihr Angehöriger Ihnen kaum abschlagen, und Sie werden ihn bestimmt dazu überreden können, diese Zeit in dem von Ihnen vorausgewählten Heim zu verbringen. Auch nötig werdende Renovierungs- und Umbauarbeiten in der Wohnung Ihres Angehörigen sind ein Grund für einen längeren Aufenthalt in einem Heim (und bieten auch gleich noch eine gute Gelegenheit, ein paar Möbel in der Zeit dort „unterzustellen"). Wenn dann die Koffer gepackt und der Umzug vollzogen ist, kann es gut sein, dass Ihr Angehöriger während der ersten Tage sehr unruhig und nervös ist. Erfahrungsgemäß legt sich das aber wieder, wenn die Eingewöhnungszeit überstanden ist.

Wohngruppen sind kleine geschlossene Welten, und es ist möglich, dass man als Angehöriger in der ersten Zeit ein bisschen fremdelt. Zumal die Einrichtung nie so gemütlich sein kann wie das eigene Zuhause. Teppiche z.B. wird man dort nicht finden, denn sie könnten sich als Stolperfallen erweisen. Und die Beleuchtung ähnelt mehr der eines Büros. Alles ist gleichmäßig ausgeleuchtet, weil demente Menschen schattige Dunkelheit als Wand empfinden und davor stehen bleiben. Aber schon nach wenigen Besuchen merkt man, dass diese Dinge nicht wichtig sind, wichtig ist das gemeinsame Da-Sein, das gemeinsame Kaffeetrinken, ein gemeinsamer Spaziergang oder einfach nur das gemeinsame schweigsame Zusammensitzen am Tisch.

Alles gut und schön, werden Sie jetzt vielleicht denken, aber Pflegeheime sind teuer. Die Rente ist zu klein, und das, was noch auf einem Konto liegt, soll doch den folgenden Generationen zugute kommen.

Zuerst einmal: Haben Sie sich die Mühe gemacht, eine genaue Berechnung aufzustellen? Haben Sie sich erkundigt, ob Sie auch alle möglichen Bezuschussungen berücksichtigt haben (z.B. auch die der Kommunen und nicht nur die der Pflegeversicherung)?

Wenn das der Fall ist und Ihnen von behördlicher Seite gesagt worden ist, dass das Vermögen auf dem oben erwähnten Konto mit zur Finanzierung hinzugezogen werden muss oder Sie einen Anteil der Kosten mittragen müssen: Haben Sie es sich wirklich in Ruhe überlegt, ob eine finanzielle Beeinträchtigung nicht viel weniger belastend ist als in einen u.U. über Jahre andauernden Zustand der permanenten Überforderung hineinzurutschen, der Ihre Gesundheit bedroht und Ihre Familie auf eine harte Zerreißprobe stellt? Nachzufragen, wie viel Sie monatlich aufbringen müssten, lohnt sich immer.

Es ist nun einmal so, dass die Generation, die jetzt von Demenz betroffen ist, keine Chance hatte, für die Mehrkosten ihrer Pflege vorzusorgen. Dass die Alzheimerkrankheit einmal eine Volkskrankheit werden würde, hat niemand vorausgesehen. Sie als die jetzt Pflegenden sind davon in zweifacher Hinsicht betroffen: Sie müssen ihre Kraft zur Verfügung stellen und möglicherweise auch Ihr Geld. Es lohnt sich bestimmt, in Ruhe abzuwägen, wovon Sie mehr geben wollen.

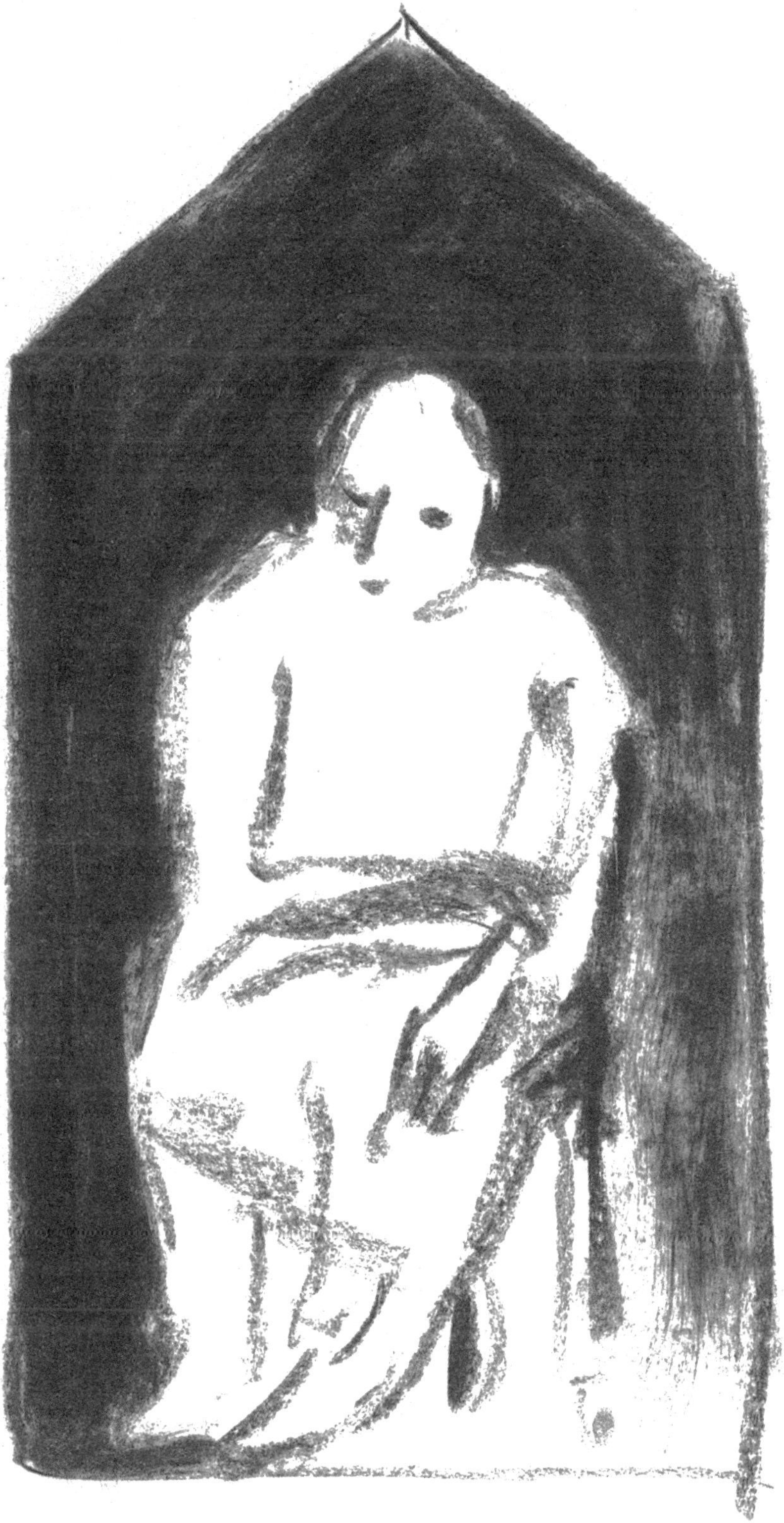

Bis ich unterm Himmel hänge

Die Zeiten, in denen meine Mutter ihre Umgebung mit zusammenhängenden Geschichten unterhielt, sind vorbei. Geschichten, die am Anfang noch sehr konkret waren wie z. B. die von meinem Mann, ihrem in ihren Augen ärgsten Konkurrenten im Buhlen um meine Fürsorge, der mich verlassen und mir als Abfindung einen weißen Mercedes geschenkt habe, mit dem ich nun durch die Stadt kutschieren, aber trotzdem nicht bei ihr vorbeikommen würde. Auch die, dass er des Mordes angeklagt sei, sich aber keine Sorgen machen müsse, weil „Reich-Ranicki als Zeuge für ihn aussagt", hat sie öfters erzählt.

Später wurden die Geschichten unkonkreter, unwirklicher wie die von der Frau, die sechs Personen suche, die mit ihr in den Himmel fliegen. Wenn sie allerdings jemanden darauf anspräche, liefen alle immer ganz schnell auseinander.

In dieser Zeit gelang es ihr auch immer weniger, selbst Erinnerungen, die mit starken Gefühlen verbunden waren, richtig zu erzählen und zuzuordnen. Beim Ansehen von alten Bildern wollte sie mir wieder einmal von dem plötzlichen Tod eines Freundes erzählen, der beim Arzt während eines EKGs vom Fahrrad fiel und starb. Aber sie zeigte zum ersten Mal auf einen anderen Mann auf dem Foto und sagte: „Der wollte zu Hause sauber machen, da fiel er vom Besen und starb."

Inzwischen kommt es auch immer seltener vor, dass sie sich mit dem, was sie sagt, direkt auf etwas bezieht, das gerade geschieht. Also z. B. fragt, wenn sie Geräusche vor ihrer Zimmertür hört, ob dort Hunderennen stattfinden. Oder den Wind in den Bäumen beobachtet und sagt: „Wir haben Sturm, der kommt in Streifen." Oder mir bei einem Toilettengang ihr benutztes Toilettenpapier entgegenhält und nicht ohne Stolz sagt: „Schau dir dieses Kunstwerk an."

Akustisch ist alles, was sie sagt, auch heute noch, mehr als drei Jahre nach Ausbruch der Demenz, gut verständlich, aber die Sätze haben ihren Sinn und logischen Zusammenhang verloren.

„Und dann hab ich gefragt, wollen Sie denn noch was drauflegen? Da haben wir es zugeklappt und gut."

„Und dann hast du was draufgelegt?"

„Ja, aber da komm ich dann gar nicht so drunter, das muss ich noch üben, und die hat immer schön – Mund öffnen haben sie nicht mehr."

„Drunterkommen ist immer schwieriger."

„Das glaub ich auch."

So surrealistisch diese Gespräche sind, so ernst werden sie doch von uns geführt, denn für meine Mutter haben sie nicht weniger Sinn als alles andere um sie herum und sind daher wichtiger Bestandteil ihrer Realität.

Natürlich kämpfe ich manchmal mit dem Gähnen und ertappe mich dabei, dass ich der Stimme meiner Mutter zuhöre wie rauschendem Wasser, aber das ist kein Problem, irgendwann steige ich wieder ein.

Von ihren eigenen Gefühlen hat sie vor ungefähr einem Jahr zum letzten Mal gesprochen. Die letzten beiden Sätze, die ich als auf ihr Innenleben bezogen interpretiere, haben mich sehr berührt. Sie sagte: „Das Leben wird danach bemessen, was man mitbringt, ich habe einen Keks mit." Und ein paar Wochen später sagte sie den wohl wichtigsten Satz über ihren Zustand: „Seit meiner Krankheit bin ich eine Insel, auf der ich stehe, ganz allein."

Möglicherweise hat sich das Spektrum ihrer Gefühlsäußerungen, vielleicht sogar ihrer Gefühle selbst, im Laufe der Zeit immer mehr reduziert, aber, davon bin ich überzeugt, die Gefühlsintensität ist davon nicht betroffen. Und daher wird sich die Kommunikation zwischen uns, je weniger sie durch Sprache möglich ist, immer mehr auf die Gefühlsebene, auf Mimik, Gesten und Berührungen verlagern – sie wird dadurch aber sicher nicht an Intensität verlieren.

Die Stunden mit ihr sind zu einer kleinen Kostbarkeit meines Lebens geworden. Wenn ich durch die Tür zu ihrer Wohngemeinschaft im Pflegeheim gehe, verlasse ich meinen Alltag und tauche ein in eine Welt, in der ich mich der Aneinanderreihung der Augenblicke vorbehaltlos anheimgeben kann, in der das sich vielfach wiederholende Bestaunen einer Rosenblüte nicht nur meiner Mutter, sondern auch mir Ruhe gibt. Und wenn sie dann plötzlich ihren plappernden Redefluss unterbricht, einer Mitbewohnerin und ihrer Tochter, die an uns vorbeigegangen sind, sinnend nachschaut und mich fragt: „Sind wir das da?“, dann möchte ich in dem Moment nirgendwo anders sein.

Es ist ein friedvoller Ausblick, mit ihr ihren Weg zu gehen bis sie, um es in ihren Worten zu sagen, „unterm Himmel hängt“.

Abschied nehmen

Ab wann beginnt man, über den eigenen Tod nachzudenken? Kaum jemand denkt, mitten im Leben stehend, über das Sterben nach. Es ist ein Tabuthema, weil es Ängste auslöst und weil der Tod nicht in unsere jugendversessene und leistungsorientierte Gesellschaft passt.

Wer hat zum Beispiel schon einmal ein Gespräch darüber geführt, wann ein Sterbeprozess anfängt? Dann, wenn der Sterbende nicht mehr ansprechbar ist und der Tod kurz bevorsteht? Oder schon früher? Nur wenn der Organismus ein Zeichen gibt, das wir verstehen, wird uns der nahende Tod bewusst. Ein solches Zeichen ist in erster Linie eine medizinische Diagnose, die in absehbarer Zeit zum Tod führt. Sie trifft jeden mit voller Wucht, und ihr Bestandteil, sich durch sie auf den Tod vorbereiten zu können, wird, wenn überhaupt, erst im weiteren Verlauf der Krankheit zur Kenntnis genommen.

Zu den medizinischen Diagnosen, die den Tod vorhersagen, gehört auch die Diagnose Demenz, obwohl vom Tag ihres Feststehens bis zum eintretenden Tod noch viele Jahre vergehen können. Die Betreuung eines an einer demenziellen Erkrankung leidenden Menschen ist also immer auch gleichzeitig seine Sterbebegleitung. Sich das klar zu machen, ist erst einmal noch eine zusätzliche Belastung. Aber zu wissen, dass genug Zeit da ist, sich auf den Tod vorzubereiten, kann auch eine große Befreiung sein. Sowohl für Ihren Angehörigen als auch für Sie.

Jemanden beim Sterben begleiten. Wenn man das noch nicht erlebt hat, spürt man automatisch eine innere Scheu, sich damit auseinanderzusetzen. Jemandem beim Erleben seines Sterbens helfen. Was bedeutet das? Soll man z.B. miteinander über den Tod und das Sterben reden? Über das Testament, die Beerdigung, gut, aber darüber hinaus? Und vor allem: Das muss doch bei einem dementen Menschen schnell geschehen, da er ja später keine Worte mehr hat für seine Gefühle. Das kann man doch unmöglich schon Jahre vorher machen.

Doch! Man sollte es zumindest versuchen. Demente Menschen, das ist unsere Überzeugung, vergessen trotz fortschreitender Krankheit ihren eigenen Tod nicht. Da sie aber eben schon bald ihre Sprache verlieren, können sie sich nicht mehr durch ein Gespräch entlasten. Um dem vorzubeugen, können Sie ein solches Gespräch anbieten in der Zeit, in der Ihr Angehöriger seine Gedanken, seine mögliche Todes- oder Sterbensangst noch zum Ausdruck bringen kann.

Fragen Sie ihn doch einmal, wie er gern sterben möchte. Dass er in seinem von jetzt an immer eingeschränkteren Aktionsradius plötzlich aus dem Leben gerissen wird, ist eher unwahrscheinlich. Dass er stattdessen friedlich im Bett sterben wird, diese Chance steigt bei einer demenziellen Erkrankung allerdings beträchtlich. Egal ob der demenzgeschwächte Körper eine Lungenentzündung nicht überlebt oder ob zum Schluss das geschädigte Gehirn lebenswichtige Funktionen wie Essen und Schlucken nicht mehr steuern kann, der Tod kommt auf leisen Pfoten.

Das zu wissen, ist vielleicht für Ihren Angehörigen – und auch für Sie und Ihre Familie – einer kleiner Trost in der schwierigen ersten Phase der Demenz.

In der dritten Phase der Erkrankung ist das Gehirn eines dementen Menschen so schwer geschädigt, dass meist eine Kommunikation mit der Außenwelt nicht mehr möglich ist. Daraus könnte man zum einen den Schluss ziehen, dass er gegen Ende seines Lebens auch keine Schmerzen mehr hat und keinen Hunger und Durst mehr verspürt. Und zum anderen, dass eine bewusste Verabschiedung nicht stattfinden kann.

Beide Schlussfolgerungen sind falsch. Auch wenn ein dementer Mensch seine Bedürfnisse nicht mehr zum Ausdruck bringen kann, so empfindet er sie noch. Die palliative Versorgung (siehe dazu das Buch „Über das Sterben" von Prof. Gian Domenico Borasio) während des Sterbeprozesses ist zwar daher schwieriger, aber genauso wichtig wie bei jedem anderen Sterbenden auch. Und da er, wie jeder andere, besonders vor den Schmerzen Angst hat, die das Sterben begleiten könnten, wird es auch ihm eine Beruhigung sein, wenn Sie ihm von Anfang an zusagen, dass Sie dafür Sorge tragen werden, dass er bis zum Schluss bestmöglich palliativ versorgt wird.

Es ist bekannt, dass Sterbende kurz vor ihrem Tod manchmal noch eine wache Phase durchleben und mit ihrer Umgebung Kontakt aufnehmen. Dasselbe Phänomen ist auch bei dementen Menschen zu erleben. Sie reagieren, ob mimisch oder auch mit ein paar Worten, nachdem sie eigentlich nicht mehr ansprechbar waren. Und so ist davon auszugehen, dass sie in dieser Zeit auch Berührungen vielleicht nicht erwidern können, aber doch bewusst erleben.

Bis zu diesem Moment vergeht, je nach Verlauf der Krankheit, eine lange Zeit. Die meist langsam stattfindenden demenziellen Veränderungen bringen es mit sich, dass sich der Abschied vom geliebten Menschen als langer Ablöseprozess gestaltet. Man muss sich von dem, der er einmal war, vor seinem Tod verabschieden. Das kann, besonders wenn es sich um den Partner handelt, sehr weh tun. Aus dem Verlust der Partnerschaft erwächst u.U. ein Gefühl des Alleingelassenseins, ja sogar der Einsamkeit, obwohl man doch noch zu zweit ist. Man beginnt, seinen Kummer im Alltag zu vergraben, um sich nicht mit ihm auseinandersetzen zu müssen. Und wird dabei immer unglücklicher. Ohne dass es einem bewusst wird, verliert man den Blick und das Gespür für die so wichtigen, oft ja nur kleinen Momente des Miteinanderseins. Und so nimmt die vermeintliche Vereinsamung – unbeabsichtigt für beide Beteiligten – ihren Fortgang.

Um diesen Teufelskreis zu durchbrechen, helfen vielleicht Gespräche mit jemandem, der Verständnis für die Situation aufbringt und zuhört. Oder es reicht schon ein langer Spaziergang, um wieder zu sich selbst zu finden und sich zu besinnen. Damit dann das wieder gelingt, was so wichtig ist: das Innehalten. Das Sich-einander-Zuwenden. Ruhige Zeit miteinander zu verbringen. Eine Hand zu halten und sich heraustragen zu lassen aus dem Alltag. Und damit kleine Abschiede aneinanderzureihen, die den großen, den endgültigen vielleicht ein wenig erleichtern, weil sie die Liebe, die Zuneigung, das, was das gemeinsame Verhältnis ausgemacht hat, bewahren, auch über den Tod hinaus.

Wenn der Abschied dann stattgefunden hat und die Zeit vergeht, ohne dass Sie sie wieder mit neuem Lebensmut füllen können, sondern Sie im Gegenteil das Gefühl haben, immer tiefer in das durch den Verlust entstandene Loch zu fallen, dann ist es vielleicht angebracht, sich um Hilfe zu bemühen.

Die Zeit, die hinter Ihnen liegt, war ja nicht nur geprägt von Ihrer Trauer, sondern auch von der Erschöpfung bedingt durch die aufwendige, ja aufopferungsvolle Betreuung der letzten Jahre. Das gegenseitige Geben und Nehmen in Ihrer Partnerschaft oder zwischen Ihnen und Ihrem Elternteil ist schon lange aus dem Gleichgewicht geraten, und selbst wenn zum Schluss die Versorgung in fremden Händen lag, so haben Sie doch sehr viel Ihrer Lebenszeit gegeben. Hat Ihnen dafür jemand seinen Dank ausgesprochen und damit Ihren Einsatz gewürdigt? Ihr Angehöriger konnte das vielleicht nicht mehr, und so ist etwas nicht zum Ausgleich gekommen, was aber dringend zum Ausgleich kommen muss, damit Sie in Frieden weiterleben können.

Wenn Sie in dieser Situation sind, hilft es vielleicht auch hier aufzuschreiben, was Sie erlebt und geleistet haben. Wenn Sie dadurch die Genugtuung erfahren, dass Sie eine große Lebensherausforderung gemeistert haben, ist es den Zeitaufwand wert.

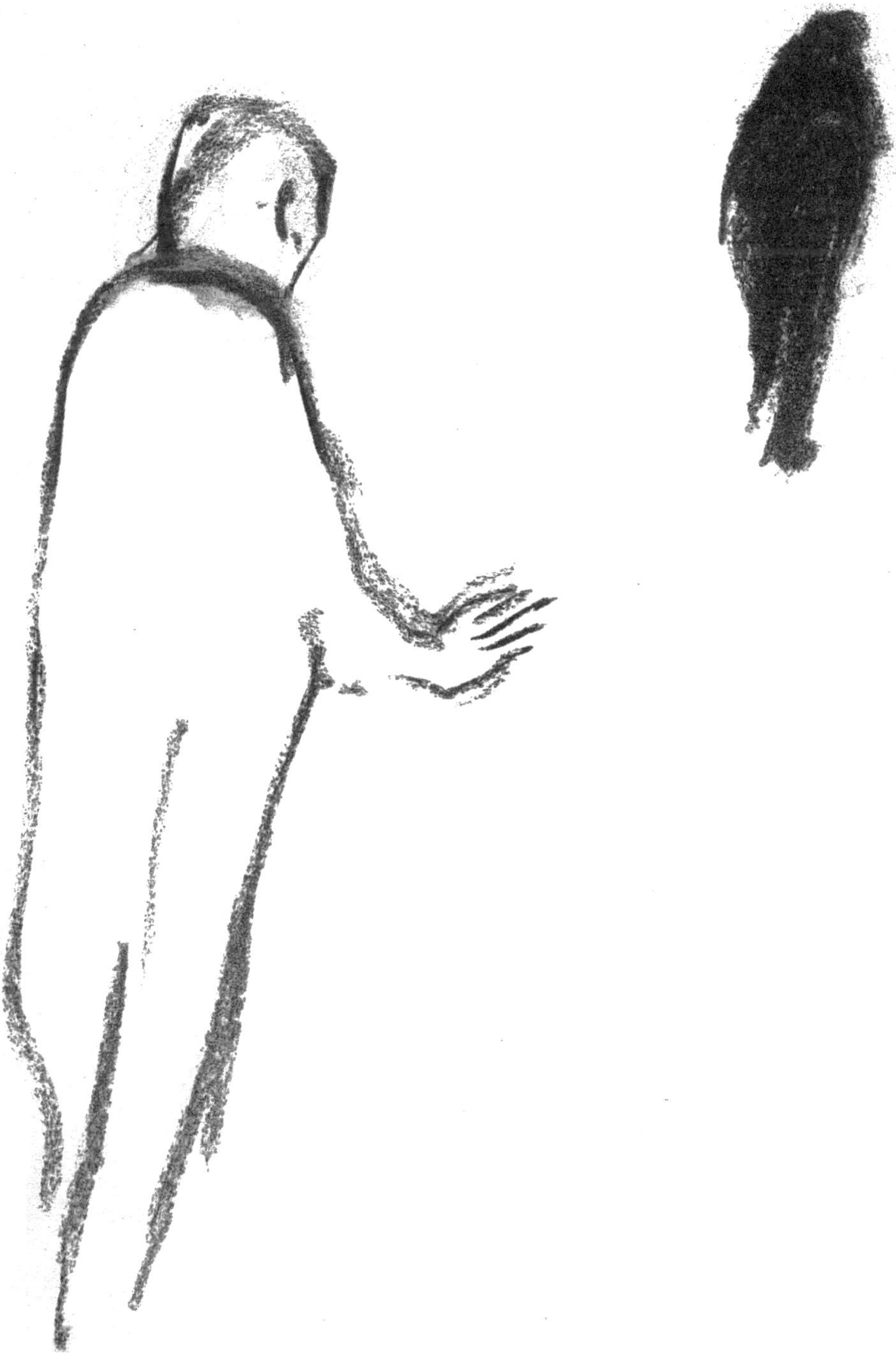

Epilog: Wie geht man mit der Angst um, selbst dement zu werden?

Meine Mutter sagte mir einmal in der Anfangsphase ihrer Demenz, dass sie ihr Leben lang immer Angst gehabt habe. Nie hatte ich sie vorher das Wort Angst aussprechen hören. Im Gegenteil, als mein Vater krank und sehr lebensängstlich wurde, stand sie für ihn mit ein. Sie verlor nie ein Wort darüber, wie sie mit dieser zusätzlichen Belastung zurechtkam. Sie nahm sie auf sich, litt auch darunter, aber sie redete nie über ihre Gefühle. Sie war die Starke, mein Vater der Schwache. Und nun erzählte sie mir, und ich bin sicher, dass sie darüber zum ersten Mal in ihrem Leben redete, von ihren Ängsten.

Ich wusste, wovon sie sprach. Ich hatte sie auch schon kennengelernt, diese Ängste, die man in sich verschließt, weil man sie gar nicht so genau benennen kann. Oder es auch nicht will, weil sie einem peinlich sind. Ich schlug mich ja auch mit ihnen herum in den Nächten, in denen ich schlaflos und mit Panikattacken kämpfend durch die Wohnung lief. Eine davon quälte mich mehr als alle anderen: Einmal die Kontrolle über mein Denken und Handeln und die Sprache als Kommunikationsmittel zu verlieren, von der Hilfe anderer abhängig zu sein, inkontinent – dement zu werden, das war eine schier unerträgliche Zukunftsvision. Sie setzte sich wie ein böser Troll auf meine Brust und nahm mir den Atem.

In der Gesprächstherapie wurde mir klar, dass ich etwas tun musste gegen die innere Anspannung und den inneren Druck, die sich in mir aufgebaut hatten. Ich musste lernen, gelassener zu werden. Statt mich wie das

Kaninchen vor der Schlange von meinen (Zukunfts-) Ängsten paralysieren zu lassen, zwang ich mich, mich gedanklich, so gut es ging, nur mit der Gegenwart zu beschäftigen. Und es gelang. Ich lernte um. Unmerklich veränderte sich meine Sicht auf das, was mich so bedrängte. Ich konnte meine Angst von mir weg in die Zukunft schieben, dorthin, wo sie hingehörte, indem ich es aufgab, sie durch ständige gedankliche Kontrolle bezwingen zu wollen. Natürlich gelingt mir das nicht immer. Aber den Automatismus, dass der Begriff Demenz sofort in mir Ängste auslöst, habe ich unterbrochen.

Meine Mutter hat mich bei diesem Prozess, ohne dass es ihr bewusst war, sehr unterstützt. Wenn wir zusammen sind, leben wir ausschließlich den Augenblick. Für mich bedeutet das, dass der gelebte Moment sich ausdehnt, mich erfüllt und zur Ruhe kommen lässt. Für sie hat es die Möglichkeit, dies noch bewusst und bereichernd zu erleben, nicht gegeben. Nach dem Tod meines Vaters, in einer Zeit also, in der sie hätte wieder aufleben können, rutschte sie in eine Altersdepression, die in einer Demenz endete. Ob diese Altersdepression vermeidbar gewesen wäre und damit vielleicht auch die Demenz, wenn sie gelernt hätte, sich über ihre Gefühle Rechenschaft abzulegen, diese Frage wird vielleicht eines Tages die Forschung beantworten können. Und vielleicht mache ich mir etwas vor, um mich zu beruhigen. Aber ich glaube daran, dass der Umgang mit den eigenen Gefühlen, d. h. immer wieder den Abstand zu finden zu denen, in die man sich verstrickt hat, eine mögliche Prävention gegen die Demenz ist. Ich meine, es ist einen Versuch wert, sich öfter einmal Fragen zu stellen wie: Wo stehe ich gerade jetzt in meinem Leben? Wie geht es mir tief in meinem Inneren? Haben sich Ängste eingeschlichen, denen ich mich nicht gewachsen fühle? Aus welchen Konflikten kann, ja muss ich mich emotional ausklinken, um mich zu schützen?

Gelassener zu werden bedeutet auch, Vertrauen zu haben nicht nur in das Bekannte, Kontrollierbare, sondern auch in das Unbekannte. Sich dem Unbekannten, dem Angstmachenden zu nähern, anzuvertrauen, anheimzugeben. Sich auch in ihm zu verankern. Als mir das bewusst wurde, ging mir durch den Kopf, dass diese Verankerung mich dem, was Glauben beinhaltet, nähergebracht hatte. Ich stellte mir die Frage, ob die Demenz, die ja letzten Endes einen totalen Kontrollverlust über sich selbst bedeutet, nicht auch als gesellschaftliches Phänomen betrachtet werden kann. Ist es nicht die Angst vor dem Tod, die, zusammen mit dem Verlust jeglicher Spiritualität, uns dazu bringt, unser Leben in ein immer engeres Korsett des Wissens zu schnüren? Was man kennt, kann man kontrollieren, davor muss man keine Angst mehr haben. Je mehr uns das eine – nennen wir es: Glauben an etwas Unbekanntes – abhanden kommt, desto mehr brauchen wir das andere, die Wissenssicherheit, um unsere Angst (vor dem Tod) in Schach zu halten. Könnte es sein, dass die Tatsache, dass die demenzielle Erkrankung immer mehr Menschen zwingt, sich am Ende ihres Lebens dem Kontrollverlust auszusetzen – wie soll man es nennen? – ein Hinweis darauf ist, dass da etwas ganz stark ins Ungleichgewicht geraten ist? Könnte es sein, dass wir der Beschäftigung mit Religion respektive philosophischen und ethischen Werten, dem Umgang mit Kunst und Kontemplativität z. B. mehr Raum geben sollten? Was ja gleichzeitig bedeutet: dem Leistungsanspruch und dem Erfolgsdruck einen anderen Stellenwert einzuräumen.

Wie auch immer: Ob die Gesellschaft sich der Alzheimerkrankheit (und den anderen Formen der Demenz) durch wissenschaftliche Erforschung erwehren kann oder ob sie Wege finden muss, um sie so zu integrieren, dass ein respekt- und würdevoller Umgang mit den Erkrankten möglich ist, steht dahin. Unsere Generation, die der jetzt Pflegenden, wird wohl noch nicht in den vollen Genuss der Ergebnisse dieser Bemühungen kommen.

Um die nächste Generation zu entlasten, habe ich mir zum einen vorgenommen, dem angstmachenden Unbekannten mutiger ins Auge zu schauen in der Hoffnung, dass mir dieser Mut auch erhalten bleibt, falls ich mich meiner eigenen Demenz stellen muss. Zum anderen habe ich für den Ernstfall Vorsorge getroffen, indem ich eine zusätzliche private Pflegeversicherung abgeschlossen habe. Und wenn es Zeit wird, werde ich die nötigen Maßnahmen ergreifen (siehe die Anmerkung „Verlauf der Demenz"), um meine Pflege allen Beteiligten so weit es geht zu erleichtern.

Bis dahin werde ich jeden Tag genießen.

Nachtrag zur zweiten Auflage:
Kurz nach Erscheinen des Buches ist meine Mutter gestorben. Auch zu ihr – ich war während ihrer letzten Stunden bei ihr – kam der Tod „auf leisen Pfoten" (S.81).

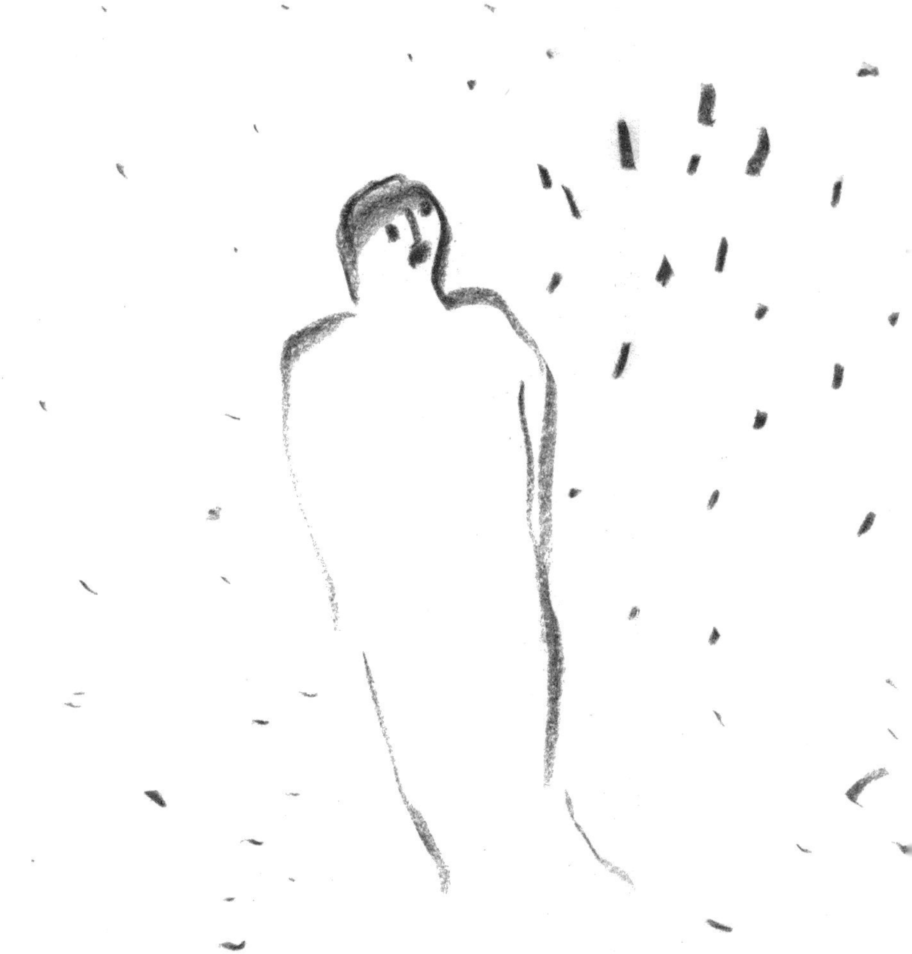

Literatur

Zitierte Literatur

Wojnar, J. (2007): Die Welt der Demenzkranken. Verlag Vincentz, Hannover. *Das Buch ist ein Ratgeber mit vielen anschaulichen Fallbeispielen.*

Borasio, G. D. (2011): Über das Sterben. C. H. Beck Verlag, München. *Der Autor erklärt, was unter dem Begriff Palliativmedizin (er umfasst mehr als nur die Schmerzbekämpfung) zu verstehen und wo eine palliative Versorgung in welcher Form zu erhalten ist. Das Buch befasst sich auch mit anderen Aspekten des Sterbens.*

Weiterführende Literatur und andere Informationsquellen

Für diejenigen, die gern ein Buch in der Hand haben:

Bruhns, A., Lakotta, B., Pieper, D. (Hg.) (2013): Demenz – Was wir darüber wissen, wie wir damit leben. Deutsche Verlags-Anstalt, München. *Der Ratgeber beleuchtet das Thema mit Reportagen, Interviews und Analysen informativ und umfassend.*

Schützendorf, E., Dannecker, W. (2008): Vergesslich, störrisch undankbar? Demente Angehörige liebevoll pflegen. Ernst Reinhardt Verlag, München/Basel. *Die Autoren beschreiben eindrucksvoll, wie die Diagnose Demenz in eine Familienstruktur eingreift und beantworten Fragen, die sich den Angehörigen im Verlauf der fortschreitenden Krankheit stellen.*

Fercher, P., Sramek, G. (2018): Brücken in die Welt der Demenz. Validation im Alltag. 3. Aufl. Ernst Reinhardt Verlag, München. *Die Autorinnen erklären in ihrem Ratgeber, wie man sich mit Hilfe der Validationsmethode in demente Menschen einfühlen und mit ihnen kommunizieren kann.*

Geiger, A. (2012): Der alte König im Exil. Hanser Verlag, München. *Arno Geiger erzählt in seinem Roman sehr berührend von seinem Vater.*

Bernlef (2007): Bis es wieder hell wird. Verlag Nagel & Kimche, Zürich. *Der Autor versetzt sich in seinem Roman einfühlsam in einen Mann, der dement wird.*

Bode, S. (2016): Frieden schließen mit Demenz. Klett-Cotta, Stuttgart. Die Autorin berichtet über ihre Mut machenden Erfahrungen.

Für diejenigen, die sich lieber im Internet informieren:

www.deutsche-alzheimer.de
www.demenz-leitlinie.de
www.wegweiser-demenz.de

Für diejenigen, die einen Gesprächspartner bevorzugen:

Alzheimer-Telefon: 01803 171017 oder 030 2593795-14

Für diejenigen, die sich gern Filme ansehen:

LVR-Zentrum für Medien und Bildung (2009): Film-Ratgeber Demenz. Spielfilm „Eines Tages...“ sowie 2 Themenfilme; Box mit 3 DVDs und 1 CD-Rom. LVR-Zentrum für Medien und Bildung, Köln. *Über dieses Filmpaket kann man sich genauer im Internet informieren unter www.einestages.lvr.de*

Weitere Spielfilmtipps findet man hier: www.wegweiser-demenz.de/filmtipps.html

Für Kinder

Vorschläge sind zum Beispiel zu finden unter

www.eltern.de/kleinkind/erziehung/demenz-kinderbuch.html

oder

www.deutsche-alzheimer.de/fileadmin/alz/pdf/Literaturliste0112.pdf

Dank

Wir danken Frau Dr. Margrit Ott, Fachärztin für Psychiatrie und Psychotherapie sowie für Innere Medizin, Geriatrie und Palliativmedizin am Zentrum für Geriatrie und Gerontologie der Universitätsklinik Freiburg für ihre fachliche Unterstützung.

Demenz – den Alltag mit Validation meistern

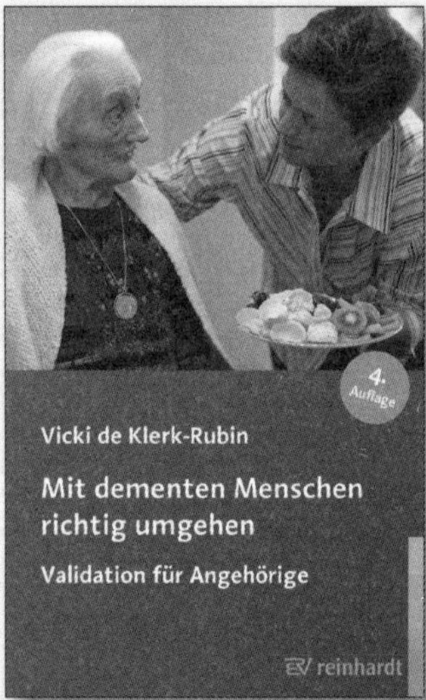

Vicki de Klerk-Rubin
Mit dementen Menschen richtig umgehen
Validation für Angehörige
Aus dem Englischen übersetzt von Elisabeth Brock.
(Reinhardts Gerontologische Reihe; 38)
4. Auflage 2014.
128 Seiten. 16 Abb.
(978-3-497-02498-8) kt

Wie lernt man die wunderliche Welt von Menschen mit Demenz besser verstehen?
Wie geht man mit schwierigen Verhaltensweisen in Alltagssituationen einfühlsam um?

Hier hat sich die Methode der „Validation" bewährt: Sie zeigt, wie man auf verwirrte alte Menschen verständnisvoll eingeht. Pflegeprofis verwenden und schätzen sie seit langem. Mit diesem Buch lernen Angehörige, Nachbarn und Freunde, die einen nahestehenden Menschen mit Demenz betreuen, die Methode kennen.

reinhardt
www.reinhardt-verlag.de